As exact as our eyes can see
through the window of the microscope

医林觅微 镜显菁华

——海军军医大学东方肝胆外科医院 组建病理专业40年随笔

吴孟超 顾 问

丛文铭 董 辉 冼志红 俞 花 编 著

復旦大學出版社

序

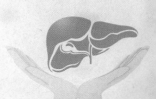

　　我作为一名长期从事肝脏外科工作的临床医师,深知病理的重要。我们医院在40年前还是长海医院的肝胆外科时就开展了病理诊断,那时就要求他们取新鲜组织,建标本库,把肝癌标本材料保管好、使用好。我院病理科医师少,他们能取得今天的成果不容易。我希望病理科继续努力,取得更大的成就。

　　由病理科主任丛文铭教授牵头,组织制定肝癌病理诊断规范很有必要。这一版《肝癌病理诊断指南》制定得很好,提出的一些要求和规范很合理,也很科学,应该能做得到。病理指南不但要对临床有用,关键还要实现好,要让各级医师都知道。病理科与外科医师需要多沟通、多联络、多交流,经常讨论实施情况,相互了解各自的要求,还要有检查和督促,在实际应用中发现问题,不断改进。

　　病理诊断要精准,为临床治疗提供科学的依据,目的是使肝癌患者的生存率得到提高。中国肝癌病例多,病理材料也多,可以做得好、做得细。中国做得好,就会受到重视,就会有话语权。另外,还要和国际接轨,希望你们的成果能对制定国际肝癌病理诊断规范有所贡献。

　　看到我的学生们成长,我内心是非常高兴的。我希望与我的同事和学生们继续共同努力,迎来东方肝胆外科医院第五次腾飞,把医院建设得更好。

中国科学院院士

海军军医大学附属东方肝胆外科医院首任院长

吴孟超　2/5′2019

前　言

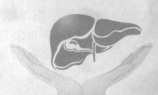

　　海军军医大学（原第二军医大学）第三附属医院（东方肝胆外科医院）组建病理专业已有 40 个年头了。40 年来，病理科的同事们齐心协力，风雨同行，为医院建设和科室发展洒下了青春无悔的汗水，留下了拼搏进取的足印，形成了在各自专业岗位上的一技之长，也收获了点点滴滴宝贵的心得与体悟，值得适时做一下梳理、反思与总结。

　　回顾 40 年前第二军医大学附属长海医院肝胆外科首次开展病理诊断，到 20 年前成立第二军医大学附属东方肝胆外科医院列编病理科，病理成为建院前先行开设的医技专业并非偶然，而是东方肝胆外科医院创始人吴孟超院士对医院建设的远大目光与事业抱负的深刻交融使之水到渠成。1979 年吴孟超院士成立长海医院全军肝胆外科中心伊始，就敏锐地意识到病理的重要性，遂于 1980 年起进行了包括培训病理技术员、借病理医师开展病理诊断、招收研究生培养病理医师、成立东方肝胆外科医院列编病理科、推动病理科出特色、出成果等一系列前瞻性布局和开拓性举措。病理科取得的些许进步只是医院诸多学科发展中的一个缩影，但也是对我们的老师吴孟超院士付出巨大心血构建病理学科平台的最好回报。

　　40 年时光荏苒，医院从无到有，学科快速发展，病理机缘组建，人员流动补充，科室同事需要认识医院，了解科室，激发动力，努力进取。为此，病理科的同事们从零星的资料和记忆中，收集、整理了一个小科室近 40 年来在医疗、科研、学术、科室发展和个人成长等方面的繁杂琐事和粗浅体会。虽然都是些"微人小事"，着实微不足道，但也是全心付出后得到的收获，对全科同志而言弥足珍贵，希望能对同道有一点参考和借鉴作用。毋庸讳言，与兄弟单位和同仁取得的杰出成就相比，我们自愧不如。为此，科室同事始终怀抱好学上进、谦逊自省之心。作为这个小科室的首任负责人，病理科存在的不足主要与我的努力和能力不够有关，而病理科取得的点滴进步都是全科同事团结拼搏的结晶，也是老师吴孟超院士的关怀和教导、各级领导、兄弟单位、院内外专家和同仁一直以来给予我们宝贵指导、帮助、支持和鼓励的结果。

机缘巧合之下，我有幸成为最早加入吴孟超院士成立的病理专业的研究生和医师，按照老师吴孟超院士的要求，进行一些工作的早期摸索，此后陆续加入的同事不断拓展病理科工作的深度与广度。然而，如何客观地反映集体的工作和个人的工作，唯恐偏失，考虑再三，大家觉得还是从科室总结的初衷出发，如实反映当时的所思所悟所行所获，这与科室始终强调的集体意识、团队荣誉、医院平台和个人努力并不矛盾，而是相辅相成的。值得欣慰的是，历经数十年的磨合与发展，病理科的同事们已经树立起了"我为科兴、科兴我荣"的集体观念和团队意识。为此，病理科的每一点进步已不再是狭隘地局限于某事某人，全科同事更关注的是病理科集体在本专业领域做出了哪些努力和取得了哪些成果，更看重的是自己为病理科集体取得的每一点进步做出了应有的贡献，更期待的是个人事业能融入医院和科室的发展中并得到不断提升。

如今，东方肝胆外科医院正处于向"大专科、小综合"模式转型发展的重要时期。病理科的同事们旨在通过自我总结、自我鞭策、自我检视和自我提高，传承和发扬吴孟超院士"永不满足、勇攀高峰"的拼搏进取精神，努力推动病理科工作再上新台阶，为医院建设和科室发展再做新贡献。

最后，我们还要感谢复旦大学出版社责任编辑江黎涵老师不厌其烦、反复修改，提出了许多宝贵意见，做了大量细致的编审工作，拙稿为此增色不少。

2020 年 12 月 31 日

医林觅微 镜显芳华

目　录

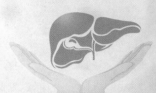

第一章　引言篇 ……………………………………… 001

第一节　病理之本 ……………………………… 001

第二节　思往悟今 ……………………………… 003

第三节　镜海拾贝 ……………………………… 007

第二章　建科篇 ……………………………………… 023

第一节　适逢其会 ……………………………… 023

第二节　行远自迩 ……………………………… 025

第三节　积微至著 ……………………………… 027

第四节　桃李之教 ……………………………… 028

第五节　取长补短 ……………………………… 032

第六节　铢积寸累 ……………………………… 039

第七节　集思广益 ……………………………… 051

第八节　温故知新 ……………………………… 055

第三章　杂记篇 ……………………………………… 057

第一节　初建病理 ……………………………… 057

第二节　初始探究 ……………………………… 060

第三节　专业定向 ……………………………… 071

第四节　专科求进 ······························· 086

第四章　专业篇 ································· 138

第一节　肝癌癌前病变与小肝癌病理学特点研究 ······ 138

第二节　肝癌复发与克隆起源模式研究 ··············· 140

第三节　肝癌微血管侵犯病理学诊断研究 ············· 141

第四节　肝胆肿瘤组织病理学诊断研究 ··············· 142

第五节　肝胆肿瘤表型特点与病理学技术研究 ········· 145

第六节　肝癌病理学进展与规范化诊断研究 ··········· 148

第七节　肝脏移植病理学诊断研究 ··················· 150

第八节　主持及参与制定的指南和规范 ··············· 151

第五章　学术篇 ································· 153

第一节　主编专著 ······························· 153

第二节　参编专著 ······························· 154

第三节　基金课题 ······························· 155

第四节　获奖项目 ······························· 158

第五节　学术会议报告 ··························· 162

第六章　团队篇 ································· 171

第一节　肝胆相照 ······························· 171

第二节　比肩同行 ······························· 172

第七章　摘选篇 ································· 179

医林觅微

镜显芳华

第一章 引言篇

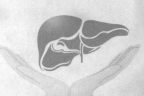

第一节 病理之本

　　虽然从事临床诊断病理专业，但我们对病理学的认识和感悟仍不透彻。因篇幅所限，这里仅提及病理学发展史上的三件事。 一是 1554 年，法国医学家费尔内尔（Jean Fernel）在他编写的 *Universa Medicina* 一书中，首次创造了 pathology（病理学）这一术语。 二是 1858 年，德国病理学家魏尔肖（Rudolf Virchow）出版了专著 *Cellular Pathologie*，标志着显微镜下病理诊断时代的开启。 三是 1901 年，德国医学家埃格尔（Eggel）系统地检索和分析了以往全部文献中报道的 163 例肝癌病例，提出了"结节型、巨块型、弥漫型"的肝癌大体分型，至今仍有沿用。

　　在现代医学中，病理学是一门重要的基础学科。 简要地说，人体从头到脚、从内到外，各种疾病或病变都有可能出现相应器官和组织的形态学改变，而组织和细胞的形态学改变也能反映相应组织、器官的功能变化。研究和认识这种形态与功能间的关系和规律是病理学的基本任务。 在基础医学院，由病理学系或病理学教研室承担病理课程的教学。 与此同时，病理学又是一门应用性和实践性很强的临床学科，在医院由病理科对各类送检的组织和细胞标本进行疾病的定性诊断。 例如，在良性、交界性和恶性肿瘤之间做出精准判别，并找出对肿瘤细胞敏感的药物靶点，为临床实施精准治疗提供病理学依据。 由此，病理学也被称为基础医学与临床医学之间的"桥梁学科"。

病理诊断之所以在临床医学中占有重要地位，主要是因为病理诊断是建立在"取材为证、眼见为实"的基础上的。 这里既包括光学显微镜和电子显微镜下看到的取材样本中组织和细胞的形态学变化，也包括分子和免疫病理学检查所得到的基因变异和蛋白表型特征，因而病理诊断又被誉为疾病定性诊断的"金标准"。 对此，国内外名医大家有过不少名言。

加拿大著名临床和病理学家奥斯勒（William Osler）："病理是医学之本。"（Biswas J. As is our pathology so is our practice. ）

美国著名外科病理学家阿克曼（Lauren Vedder Ackerman）："对于疾病的病理学具有明确见解和清晰概念的外科医师，就是一个具有良好判断能力的外科医师。"（Rosai J. Ackerman's surgical pathology. 8ᵗʰ ed. ）

我国著名病理学家刘彤华院士："病理医师是临床医师最好的咨询者和合作者。"（刘彤华. 刘彤华诊断病理学. ）

我国著名病理学家卞修武院士："病理学是临床医学'金标准'，是精准诊断的重要组成部分，也是精准治疗的基本保障。"（卞修武. 分子病理与精准诊断. ）

我国著名肝癌研究专家王红阳院士："肝癌根治性切除后的复发率很高，复发的危险因素主要与肝癌的侵袭转移性有关。 因此，要提高肝癌患者的生存率应加强肝癌分子病理机制的研究。"（王红阳. 肝细胞性肝癌分子机制研究的几个热点问题. ）

我国著名肝癌研究专家汤钊猷院士："病理是肿瘤外科医师做出决策的前提，我对病理同道的贡献，只有感激之情。"（汤钊猷. 肝癌生物学特性与外科治疗之我见. 丛文铭主编. 肝胆肿瘤外科病理学. ）

我国著名肝脏外科专家吴孟超院士："如果不从肝癌的生物学特性角度探索临床治疗模式，就难以大幅度提高肝癌的早诊早治疗效，而肝癌的诊疗规范若不与肝癌的生物学特性相结合，则对个体化治疗的指导作用有限。"（吴孟超序. 丛文铭主编. 肝胆肿瘤外科病理学. ）

诚然，诊断病理学是一门科学性、实践性与经验性都很强的学科。 随着精准医疗和分子病理时代的到来，基于临床提高肿瘤疗效的实际需求，肿瘤病理学以经典定性诊断为内核，还将向附加肿瘤病理生物学特性诊断和药物分子靶点检测的方向深度拓展。 因此，这对病理医师应用分子病理学和免疫病理学等现代医学检查技术来佐证病理组织学诊断的能力，以及提出肿瘤生物学行为特点与精准靶向治疗建议的能力都提出了更高的要求。 而深深

医林觅微

镜显菁华

根植于病理医师大脑之中的病理诊断经验，则来自显微镜下千万张病理切片的观察中得到的感悟，来自日积月累的病理诊断经验中得到的理念升华，来自上级医师的不吝传授，也来自同事和同行之间的真诚交流，更来自对病变的好奇心与探索欲。

　　然而，与其他临床学科一样，病理诊断也不可避免地会存在一定的主观性和局限性。在临床实践中还存在不少制约病理诊断"金标准"的客观因素，特别是面对少见、疑难和复杂病例时，病理诊断的结果可能会因人而异。病理读片会上常常出现的引经据典、各抒己见的精彩争论，也反映了病理人对于诊断"金标准"的孜孜以求。对病理科医师而言，微中显道，镜无止境。显微镜下永远看不尽病变形态的无穷组合与千变万化，获得显微镜下高超诊断能力的密钥永远隐藏在下一张病理切片之中，练就一双病理诊断慧眼的努力永远在路上。正如本书书名寓意：病理人在茫茫医林中不懈寻觅显微镜下病理诊断之菁华。

　　吴孟超院士创建的东方肝胆外科医院，也为我国肝胆外科诊断病理学的专业化和专科化发展提供了独特而宝贵的平台，实属来之不易，我们要倍加珍惜。病理切片，方寸之间，显微镜下看到的是形态万千的组织和细胞形态，折射出来的是临床对制订诊疗方案的迫切需求、患者对生命的殷切期盼，以及白衣天使的神圣职责。

　　有鉴于此，东方肝胆外科医院病理科的同仁们将始终秉持以临床需求和患者关切为本的理念，努力提高服务临床的能力和水平，将精准化和精细化的病理诊断视为医者仁心的天职和矢志不渝的追求，为临床提高疾病的诊治水平做出应有的贡献。

（丛文铭）

第二节　思往悟今

　　美国肝脏病理学家 Edmondson HA 和 Steiner 于 1954 年提出了经典的肝细胞癌（HCC）Edmondson-Steiner 四级分化分级标准，认为肝癌细胞分化的分级越高，恶性程度就越高，越容易发生转移。该分级标准在我们病理科乃至世界范围内仍在广泛使用。不仅如此，诸如纤维板层型肝细胞癌、肝局灶性结节性增生、肝腺瘤样增生和肝间叶性错构瘤等经典病理诊断名称也是由 Edmondson 教授率先命名的。20 世纪 80 年代，学校图书馆里还罕有肝脏肿瘤病理学方面的专著。一本由 Edmondson 教授于 1958 年著作，以解剖材料和黑白照片为主编写的《肝脏和肝内胆管肿瘤病理图谱》就成为大家经常借阅的参考书。

英国肝脏病理学家 Anthony PP 教授于 1973 年首次提出了著名的肝细胞不典型增生（liver cell dysplasia，LCD）的概念。他指出 LCD 的发生是肝细胞内乙型肝炎病毒（HBV）整合的结果，是 HCC 的癌前病变，而伴 LCD 的肝硬化患者发生 HCC 的风险将会明显增加，属于高危人群，应进行血清 AFP 随访监测。这些重要观点是肝癌病理研究的经典认识，也可以说是从事肝癌病理专业须知的"入门理论"。我们病理科在 1988 年的研究发现，LCD 的 DNA 倍体水平、细胞核异型指数和相关基因表达介于正常肝细胞与 HCC 细胞之间，符合癌前病变的基本特征，表明 LCD 是一种处于癌前期不同演变阶段的异常增殖细胞群体。在 1991 年 11 月于厦门召开的中华医学会病理学会第 1 次全国中青年学术会议上，我们报告了"肝癌癌前病变 HBV、AFP mRNA、*ras* 癌基因产物 P21 原位杂交与免疫组化及 DNA 含量与核形态特征图像分析仪测

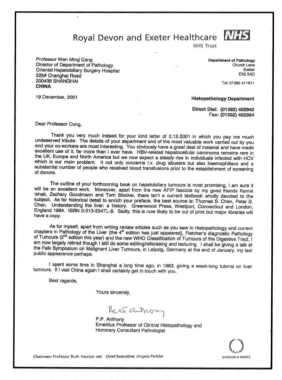

图 1-2-1　英国肝脏病理学家 Anthony PP 教授的回信

定研究"，获得十佳优秀论文一等奖。笔者曾于 2001 年写信给 Anthony 教授，向他讨教有关肝癌癌前病变的问题。Anthony 教授在回信中介绍了国外肝癌病理学术研究的新信息与新动向，并对我们的肝胆肿瘤病理专著编写计划给予了热情鼓励。他赞赏我们积累了如此之多的病理材料，并且这些材料得到了很好的利用，编写大纲的内容也很丰富，相信会是一部出色的肝脏病理学专著（图 1-2-1）。

　　美国肝脏病理学家 Ishak KG 自 20 世纪 70 年代开始，率先命名了肝脏血管平滑肌脂肪瘤、肝脏未分化胚胎性肉瘤和肝脏上皮样血管内皮瘤等经典肝脏间叶源性肿瘤，并于 1995 年提出了著名的"Ishak 肝炎组织学活动指数"，至今仍是病毒性肝炎病理分级分期的经典评估系统之一。2000 年笔者在美国学习时曾与 Ishak 教授见面交流。2002 年"中华医学会病理学分会全国肝胆肿瘤及移植病理协作组"在上海成立时，Ishak 教授受邀与会，做了 Malignant Tumors of the Liver 的学术报告，还向我们病理科赠送了他作为主编之一的专著 *Pathology of the Liver*（4th ed，Churchill Livingstone，London，Edinburgh，2002）。这也是我们病理科在第一时间获得的一部国际肝脏诊断病理学巨作。

　　美国肝脏移植病理学家 Demetris AJ 是国际器官移植病理界的领军人物，也是笔者于 1999 年到美国匹兹堡大学医学中心学习移植病理的指导老师。在本书第二章第五节"取长补短"中有相关情况的简介，在此不再赘述。美国纽约西奈山医疗中心病理科的 Thung SN 教授在国际肝脏肿瘤和肝脏移植病理领域享有盛名。笔者于 1996 年受邀赴香港参加国际病理学会香港分会第五届学术年会期间，曾与作为"国际肝脏病理研究组"专家参会的 Thung 教授初次见面并做短暂交流。2009 年，中华医学会病理学分会全国肝胆肿瘤及移植病理协作组在上海召开"第二届全国肝脏移植病理诊断学术研讨会"，邀请 Thung 教授与会并做 Special Forms of Acute Rejection：Pathological Diagnosis and Differential Diagnosis 的学术报告，还安排了中美肝脏移植临床病理读片讨论会，反响热烈。病理科申请聘任 Thung 教授为第二军医大学客座教授，感谢 Thung 教授此后在病理科的论文修改、专著编写、留学人员指导和学术交流等方面给予了诸多宝贵的支持和帮助。

　　自 20 世纪 50 年代开始，梁伯强院士等老一辈病理学家相继发表了肝癌的病理学和病因学研究成果。其中，在 1959 年中华病理学杂志上发表的"原发性肝癌的形态病理学、病因学和在我国发病率的研究"，对中国 33 例成人解剖肝癌的研究中发现 85.71％的肝癌合并肝硬化,因此提出肝癌的发生与肝硬化关系密切,病毒性肝炎对于肝硬化和肝癌的发生有重要作用的观点。这些观点仍然是当今肝癌病理学的基本理论。20 世纪 70 年代,原上海第一医学院病理教研室主任应越英教授牵头成立"全国肝癌病理协作组"。在对 500 例解剖肝癌的研究中发现,肝细胞癌的肝硬化合并率为 84.6％,癌旁肝组织 HBsAg 免疫组化阳性率为 80.2％,直观地表明 HBV 感染是肝癌发生的重要因素,并且提出了中国肝癌的"四大型、六亚型"大体病理学分型,其中首次提出了"小癌型"的病理学分型,为现代临床肝癌分期提供了重要的病理学依据。以上内容在汤钊猷院士主编的《原发性肝癌》中有详细介绍。

自 20 世纪 80 年代开始,以吴孟超院士和汤钊猷院士为代表的肝脏外科中心相继获得国家科技进步一等奖,标志着我国肝癌外科取得了重大突破性进展,也极大地带动了我国肝癌临床病理学研究的发展。许多医院病理科相继开展创新性工作,在吴孟超院士的指导下,东方肝胆外科医院病理科也做了一点初步的工作。其中,在对 5 万余例手术切除肝胆肿瘤进行病理研究的基础上,进一步对肝胆系统肿瘤的组织学分类、小肝癌的生物学演变特性、复发性肝癌的克隆起源及肝癌的病理生物学特性等进行了分类研究。这些研究成果先后获得了 1995 年度国家科技进步奖三等奖,2004 年度上海市科技进步奖一等奖和 2014 年度军队医疗成果奖一等奖。

我国肝癌病理学伴随着肝癌临床诊治水平的提高而发展,或者说是在肝脏外科的需求牵引下不断提高专业技术水平的。20 世纪 70 年代之前,侧重于实验病理和解剖病理学研究;80 年代,人体肝癌诊断病理学、免疫病理学和超微病理学研究方兴未艾;90 年代,肝癌分子病理学研究显露锋芒;21 世纪初,关注与肝癌临床精准治疗和预后评估相关的生物学特性和生物学标志物研究;近 10 年来,尤为重视肝癌规范化病理诊断体系的建立和应用。目前,我国肝癌和肝移植手术无论是在例数上还是在远期疗效上,都达到了世界领先水平。进一步提升远期疗效将是肝脏外科的发展之要,而围绕临床需求提升专科病理的诊断能力和水平将是肝脏外科病理学的发展之策。总体上看,我国肝脏病理学的发展以肝脏外科需求为牵引,而肝脏病理学的进步也为肝脏外科诊疗水平的提高提供了有力支撑。中国病理学者注重总结我国在肝癌专科病理领域积累的经验,突出对临床诊疗有用的发展策略,紧密围绕临床提高肝癌远期疗效对病理的需求,建立肝癌规范化病理诊断体系,在肝癌标本取材方案标准化、组织病理学诊断规范化、免疫病理学诊断谱系化、分子病理学诊断专科化和生物学行为评估精细化上初步形成中国肝癌病理诊断的特点和特色，我国肝癌病理规范化诊断整体水平有了明显提升。

结合我国肝癌病理标本数量多的特点，今后我国肝癌病理学的发展应充分发挥多中心、大协作、联合研究的优势，病理研究的重点方向就是肝癌临床的实际需求，肝癌病理诊断的水平也要与肝癌临床的治疗水平相适应，以肝脏外科提高诊疗水平之需求为切入点，着重关注严重阻碍肝癌远期疗效的肝内转移复发等病理风险因素的精准评估，进一步增强我国肝癌专科病理对临床开展高水平诊疗实践发挥的基础性保障作用。当前，应进一步大力提高我国肝癌病理规范化诊断的整体水平，重视采用规范的肝癌专科病理诊断数据库录入格式，切实提高肝癌病理数据库基础性数据的完整性、精准性、同质性与可比性。同时，也应注意发挥各肝癌临床中心的先导和引领作用，以肝癌术后复发风险评估、复发性肝癌克隆起源的分子检测及药物分子靶点分析等临床重要关注点为研究切入点，形成肝癌分子病理诊断新技术和新方法，争取为临床提高肝癌远期疗效发挥更大的支持作用。

我国肝脏移植总例数已居世界前列。目前，已有不少中心积累了数千例次的肝移植肝穿刺病理诊断经验，特殊并发症的病理诊断水平有了明显提高，编写出版了肝脏移植病理学专著，制定并更新了肝脏移植病理诊断指南。但应看到，我国器官移植病理是在 20 世纪末和 21 世纪初才逐步开展的，起步较晚，虽有明显进步，但与国际 Banff 移植病理学组的发展水平仍有很大差距，与我国器官移植临床的实际需求还不相适应，形成移植病理专科特色及成果还需假以时日。为此，今后在加强移植病理学术交流、开展移植病理医师培训和提高移植病理诊断水平等方面还需要做大量工作，努力推动我国器官移植病理学科更快更好地发展。

（丛文铭）

第三节　镜海拾贝

病理科医师每天的工作是在病理制片、免疫组织化学和分子检测等技术部门的密切配合下，从显微镜下看似纷繁杂乱的组织和细胞形态中寻找病变性质的精准诊断。当解决了疑难和复杂病变的病理诊断，如释重负地签发病理诊断报告之时，临床获得了精准治疗有价值的病理学依据之时，病理人的职业自豪感就会油然而生。这里通过对 10 个病理诊断小案例的总结，大致反映我们病理科的同事们在工作中专心致志和精益求精的积累过程。

　　血管平滑肌脂肪瘤(AML)是由平滑肌细胞、增生血管和脂肪细胞三种肿瘤成分混合构成的,多见于肾脏。我们于1992年在中华外科杂志上报道了一例肝脏AML,至今病理科已经积累了300余例AML的病理诊断经验。

　　AML来源于血管周围上皮样细胞(perivascular epithelioid cell,PEC),属于PEComa肿瘤家族,对于肝脏AML的发生机制虽有一些假设,但尚未有定论。AML的主要瘤细胞成分为上皮样平滑肌细胞,呈梁索状排列,瘤细胞呈圆形或多边形,核大居中,嗜酸性胞质常浓聚于核旁,因而胞质的其余部分会疏松透亮,此为特征性病变之一,而免疫组化HMB45和Melan-A的特征性表达有重要的诊断价值。当AML主要由上皮样平滑肌细胞构成时,称之为AML的上皮样细胞型,提示增殖活性较高。如果此型AML患者伴有乙型病毒性肝炎,则更容易与肝细胞癌的诊断混淆。我们观察到AML无明显包膜,上皮样平滑肌细胞可以与周边肝细胞直接相邻,或向邻近肝组织内呈不规则多灶性扩展,因而于2002年提出了AML具有"浸润性边界"的认识(图1-3-1)。但因为当时观察的病例数量有限,曾认为AML不侵犯血管(这部分结论见丛文铭、朱世能主编的肝胆肿瘤诊断外科病理学一书)。但此后,随着AML病理诊断例数的增多,我们多次观察到AML上皮样平滑肌细胞出现于微血管腔内,呈类似微血管侵犯的形态学表现(图1-3-2)。

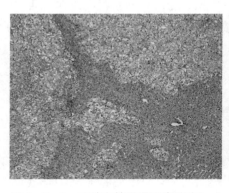

图1-3-1　肝脏血管平滑肌脂肪瘤(一)
注:肿瘤无包膜,邻近肝组织内可见多个小病灶。

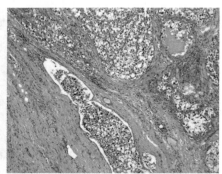

图1-3-2　肝脏血管平滑肌脂肪瘤(二)
注:肿瘤组织边缘血管腔内见瘤细胞。

　　一般而言,AML出现的"浸润性边界"和"微血管侵犯"这两种形态学表现都属于恶性肿瘤的基本组织学和生物学特点，但这似乎又与 AML 的瘤体大小、细胞异型性、病理性核分裂、肿瘤坏死程度等病理学参数之间无明显相关性，而且我院至今手术切除的约 300 例肝脏 AML 尚未观察到术后复发的病例。我们曾在 2011 年全国病理学年会上报告了 1 例 57 岁女性患者经手术切除的肝脏巨大 AML，瘤体直径达到 13.4 cm×10 cm×9.3 cm，并于主瘤旁见到直径 1.4 cm 的小病灶（图 1-3-3），显微镜下可见邻近肝组织受侵犯（图 1-3-4）。

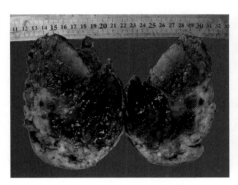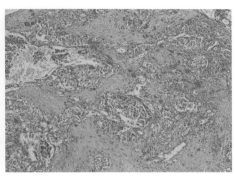

图 1-3-3　肝脏巨大血管平滑肌脂肪瘤
注：瘤体直径 13.4 cm×10 cm×9.3 cm，伴严重出血坏死。

图 1-3-4　肝脏血管平滑肌脂肪瘤（三）
注：肿瘤周边无包膜，呈多灶性生长。

对于 AML 出现"浸润性边界"和"微血管侵犯"等非良性生长方式的病理学意义还需要做进一步的研究和观察，但保留一定的手术切除范围可能是有必要的。鉴于文献中已有肝脏恶性 AML 并发生转移的报道，在行病理诊断时：一要注意与肝细胞癌等肝细胞性肿瘤鉴别；二要注意识别 AML 的恶性潜能；三要向临床细致报告 AML 的各种"非良性生长方式"，以注意术后随访。

二、病例2

患者，男性，48 岁。上腹部胀痛伴皮肤、巩膜轻度黄染 45 天，有 HBV 感染史，血清 AFP＞1210 ng/ml，CT 示肝左外叶占位。经手术完整切除肝左外叶Ⅱ～Ⅲ段 8 cm×6 cm 肿瘤。术后病理诊断：肝细胞癌，粗梁型，Ⅲ级，未见明显微血管侵犯（图 1-3-5）。

患者术后行 2 次经导管动脉化学栓塞（TACE）治疗，于术后第 17 个月行 MRI 检查时发现肝左外叶结节状低信号影，血清 AFP 4.9 ng/ml。术中见肝左外叶Ⅲ段 4 cm×3 cm 肿瘤，突出于肝脏表面，遂将肿瘤完整切除。病理诊

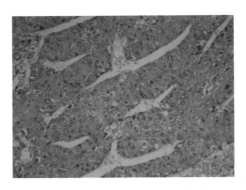

图 1-3-5　首次切除肝细胞癌

注:粗梁型,Ⅲ级。

断:肝脏癌肉瘤(肝内胆管癌＋纤维肉瘤),其中纤维肉瘤的成分更靠近肿瘤的边缘区域,对周边肝窦有直接侵犯,肿瘤无肝细胞癌成分(图 1-3-6)。患者于术后第 4 个月再行第 3 次 TACE 治疗时,肝动脉造影显示肝左叶小结节状肿瘤性染色,血清 AFP 3.9 ng/ml,手术切除肝左叶灰白色结节 1.4 cm×1.1 cm 和受累膈肌组织 3 cm×2 cm×1.8 cm。病理诊断:(肝左叶)复发性肝纤维肉瘤(图 1-3-7),伴膈肌侵犯。

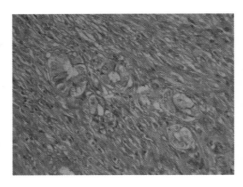

图 1-3-6　第 2 次切除肝脏癌肉瘤

注:含胆管癌和纤维肉瘤 2 种成分。

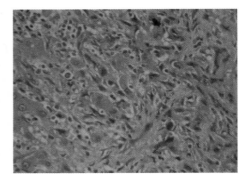

图 1-3-7　肝脏癌肉瘤中的纤维肉瘤成分对周边肝组织呈浸润性生长

　　为了解本例 3 次手术切除肝脏肿瘤的克隆来源,我们对肿瘤进行了基因组微卫星杂合性缺失(LOH)模式分析,结果显示:首次切除的肝细胞癌和第 2 次切除的肝脏癌肉瘤分别起源于不同的肿瘤克隆,即两者均为新生或原发性肿瘤;而癌肉瘤中的肝内胆管癌和纤维肉瘤 2 种组织成分起源于同一肿瘤细胞克隆;第 3 次手术切除的肝纤维肉瘤与第 2 次手术切除癌肉瘤中的纤维肉瘤成分同源,提示是转移性病变(图1-3-8)。最终病理诊断为肝脏异时性多原发恶性肿瘤:原发性肝细胞癌,粗梁型,Ⅲ级,伴HBV感染相关性混合结节性肝硬化;原发性肝脏癌肉瘤(肝内胆管癌+纤维肉瘤);复发性肝脏纤维肉瘤,伴膈肌侵犯。

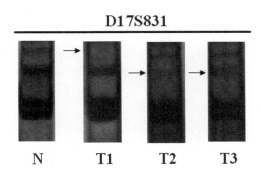

图1-3-8　肿瘤基因组微卫星杂合性缺失分析

注:第1次切除肿瘤与第2次切除肿瘤为不同克隆起源,第2次切除肿瘤与第3次切除肿瘤为相同克隆起源。

本例是病理科在东方肝胆外科医院分子肿瘤研究室主任苏长青教授和美国纽约西奈山医疗中心病理科Thung教授的指导和帮助下,经分子克隆检测证实为伴肝细胞癌的肝脏异时性多原发性恶性肿瘤。该研究结果于2010年发表在 *Semin Liver Dis* 杂志上(Hepatocellular carcinoma and hepatic adenocarcinosarcoma in a patient with hepatitis B virus-related cirrhosis)。我们之前还诊断过多例肝脏同时性多原发性恶性肿瘤,表明肝脏肿瘤的发生具有多种组织起源方式。本例肝脏癌肉瘤中的纤维肉瘤成分出现优势性侵袭性生长,导致在癌肉瘤手术切除后又出现了纤维肉瘤单一成分的复发。由此提示,今后应重视开展肝癌分子病理检测的研究,为临床提高肝癌精准化诊疗水平提供精细的病理依据。

三、病例3

患者,男性,65岁,因乙型肝炎后肝硬化失代偿,伴消化道出血行肝移植术。术后第23天因反复出现38℃高热,伴畏寒、寒战,伤口红肿、疼痛,ALT 95 U/L、AST 94 U/L、TBIL 124.4 μmol/L,行第1次肝穿刺检查。病理诊断:部分汇管区较多炎细胞浸润,伴小胆管胆栓形成和肝细胞中度胆汁淤积,考虑存在胆道并发症(图1-3-9);部分汇管区见弥漫性混合炎细胞浸润,伴静脉内皮炎和小胆管炎,考虑存在合并急性排异反应,RAI＝5/9;免疫组化检查 C4d(＋)(图 1-3-10),建议结合临床排除抗体介导性排异反应(AMR)。因临床症状持续存在,术后第 29 天行第 2 次肝穿刺检查。病理诊断:汇管区炎症伴小胆管胆栓和肝细胞胆汁淤积(图 1-3-11),符合慢性感染性胆管炎,提示存在胆道感染或败血症,建议临床排除细菌和真菌感染;免疫组化检查 C4d(＋)。随后临床痰培养检出假丝酵母(念珠菌),胆汁引流培养检出肺炎克雷伯菌,经抗感染治疗和更换免疫抑制剂后高热消退,临床症状及肝功能指标明显好转,ALT 32 U/L,AST 30 U/L,TBIL 87.2 μmol/L,顺利出院。

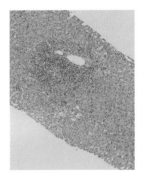

图 1-3-9　第一次肝穿刺检查

注:显示汇管区弥漫性炎细胞浸润,小胆管增生伴胆栓形成,提示胆道病变合并急性排异反应。

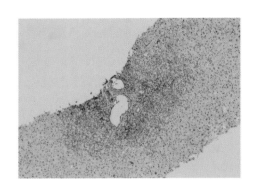

图 1-3-10　C4d 免疫组化染色

注:显示毛细血管内皮 C4d 沉积。

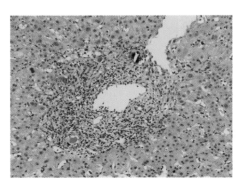

图 1-3-11　第二次肝穿刺检查

注:显示汇管区广泛小胆管胆栓形成,诊断慢性感染性胆管炎。

本例肝移植患者 2 次肝穿刺组织检查均提示有胆道病变、排异反应和免疫组化 C4d 染色阳性,这 3 种病理表现同时出现的情况较为少见,具有典型的借鉴参考意义。为此,我们邀请中国医师协会器官移植医师分会移植病理医师学组的专家开展线上病例讨论,还邀请美国 UCLA 病理系肝脏病理专家王汉林教授阅片。专家们进行了热烈讨论,提出了许多宝贵的意见和建议。

通过对本病例的诊断,我们提高了对肝移植并发症两个病理学特点的认识。一是本例有汇管区炎合并广泛的细胆管胆栓形成,结合患者有发热、畏寒、寒战及伤口红肿等感染症状,符合肝移植术后慢性感染性胆管炎的特征(cholangitis lenta)。这是慢性败血症伴胆道炎症的一种病理学表现形式,常见于肝移植术后严重感染(败血症)的患者。经病理检查提示,临床检出了真菌和细菌感染,经对症治疗后治愈。此后,我们又诊断过类似病例,临床都检出了感染病原菌。二是本例免疫组化 C4d 染色阳性,这虽然是 AMR 的特点之一,但在肝移植术后合并败血症、病毒性肝炎复发、胆道并发症及药物性肝损伤等病变的情况下,也可能出现 C4d 阳性表达,因而需要结合临床进行鉴别诊断。

四、病例 4

患者,男性,44 岁,因肝硬化失代偿行肝移植术。术后第 27 天,因肝功能指标出现波动行首次肝穿刺活检,显示个别汇管区有少许淋巴细胞浸润,小叶间静脉内皮下有少量淋巴细胞侵犯,无明确急性排异反应(RAI=2/9)。术后第 33 天,ALT 159U/L, AST 25U/L, γ-GT 140U/L, TBIL 17 μmol/L,行第 2 次肝穿刺活检,显示汇管区仍无明显急性排异反应,但出现轻微中央静脉周围炎,临床给予甲泼尼龙冲击治疗,肝功能指标好转。术后第 146 天,患者出现肝功能指标异常,行第 3 次肝穿刺活检,显示汇管区出现交界性急性排异反应(RAI=3/9)和轻度中央静脉周围炎(图 1-3-12),临床给予激素冲击治疗后好转。术后第 197 天,肝功能指标异常,ALT 159 U/L、AST 113 U/L、γ-GT 60 U/L、TBIL 31 μmol/L,遂行第 4 次肝穿刺活检,显示汇管区无急性排异反应,但出现中度中央静脉周围炎(图 1-3-13),临床采用甲泼尼龙治疗后好转,ALT 29 U/L, AST 40 U/L, γ-GT 21 U/L, TBIL 21 μmol/L。术后第 207 天,行第 5 次肝穿刺活检随访,显示重度中央静脉周围炎,形成桥接坏死,达到重度急性排异反应的程度(图 1-3-14),临床继续给予甲泼尼龙治疗,肝功能指标基本正常。术后第 213 天,行第 6 次肝穿刺活检随访,显示轻度中央静脉周围炎,给予甲泼尼龙治疗。术后第 220 天,行第 7 次肝穿刺活检,显示仍存在轻度中央静脉周围炎,临床适当调整基础抗排异药物治疗强度。术后第 231 天,行第 8 次肝穿刺活检随访,显示汇管区无急性排异反应(RAI=1),中央静脉周围炎基本消失,肝功能指标基本正常,临床遂开始稳定治疗方案。

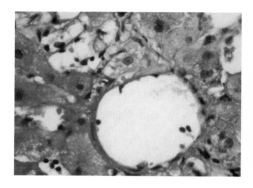

图 1-3-12　轻度中央静脉周围炎

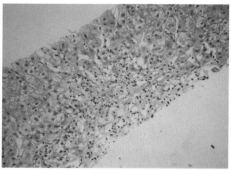

图 1-3-13　中度中央静脉周围炎

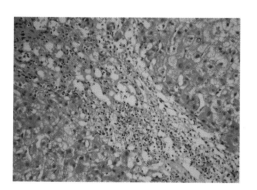

图 1-3-14　重度中央静脉周围炎

　　肝移植术后最常见的急性排异反应是经典的汇管区"三联征"急性排异组织学表现,而本例是一种特殊的中央静脉周围炎型急性排异反应。在长达 8 个月的临床抗排异治疗过程中,前后做了 8 次肝穿刺病理检查,由此可以总结出中央静脉周围炎型急性排异反应具有顽固性、隐匿性、抗药性、迁延性、难治性和进展性等特点。本例得益于临床和病理之间密切的专业配合,使得复杂类型的急性排异反应最终得到病理学上的完全抑制。对于中央静脉周围炎型急性排异反应而言,肝功能指标并不总能反映组织学排异反应的损伤程度,因而临床常需要在肝穿刺检查随访的指导下，及时动态调整治疗方案，以避免因病变残留而贸然停药或减药，导致病变复燃，进而在隐匿进展的情况下对肝移植物造成不可逆的组织学损伤。此外，中央静脉周围炎型急性排异反应也可以与汇管区型急性排异反应合并出现，此将提示病变叠加，排异反应加重，治疗难度更大，更需要个体化和精细化治疗。至于缺血-再灌注损伤、药物性肝损伤、病毒性肝炎和胆道并发症等引起的中央静脉周围炎，则需要注意鉴别诊断。

五、病例5

患者，男性，22岁，体检发现肝右叶占位，否认乙型肝炎病史，自述自幼有头皮及全身皮肤多发性血管瘤的病史。增强CT显示肝右叶团块状稍低密度影，中心见低密度瘢痕和钙化影，长径约116 mm，考虑纤维板层型肝癌可能，伴门脉高压，脾大，在B超引导下行肝肿瘤穿刺活检。外院病理诊断：（肝脏）结节性肝硬化，可能与铜代谢性疾病有关。

显微镜下见肝组织内有结节状病灶，为肝细胞团结节状增生，肝细胞无明显异型性，结节之间可见粗细不等、长短不一的纤维间隔，内含淋巴细胞和增生性小胆管（图1-3-15）。病灶旁可见厚壁小动脉，管壁肌层肥厚，管腔狭窄或闭塞，病灶周边无包膜，对周围肝组织无侵犯，病灶与周围肝组织之间形成一条轻度挤压性边界，周围肝组织基本正常，无慢性肝炎或肝硬化的表现。免疫组化检查：CD34染色结果显示少量微血管沿纤维瘢痕两侧分布，其余区域无明显新生血管存在（图1-3-16）；GS染色显示病灶外周区域出现不典型的地图样染色。病理诊断：肝局灶性结节性增生（FNH）。

肝局灶性结节性增生和纤维板层型肝细胞癌在大体上都可以有中央性纤维瘢痕的特征，因而两者有时在影像学上不易区分，需经病理检查确诊。显微镜下，FNH的增生结节及其纤维瘢痕与肝硬化的假小叶及其纤维间隔有不同之处，肝病背景也明显不同，即使是FNH也不总是会出现典型的纤维瘢痕，如表现为非特征性的微小纤维灶。CD34免疫组化染色显示，FNH微血管仅沿纤维瘢痕或纤维灶的两侧局灶性分布，并逐渐消失于纤维瘢痕的末梢，其他区域并无微血管染色，此点颇具诊断特征性；而GS染色显示FNH呈地图样阳性特点也具有很高的诊断价值。此外，本例患者自幼有头皮及全身皮肤多发性血管瘤的病史，也符合FNH常伴有肝外组织器官先天性血管畸形或血管性肿瘤的临床特点。

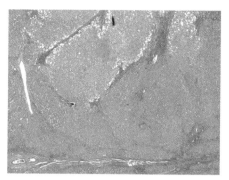

图 1-3-15 肝细胞团呈结节状增生

注:纤维瘢痕内见淋巴细胞浸润及增生小胆管。

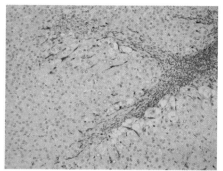

图 1-3-16 免疫组化 CD34 染色

注:显示少量微血管围绕在纤维瘢痕两侧,并逐渐消失于纤维末梢。

六、病例6

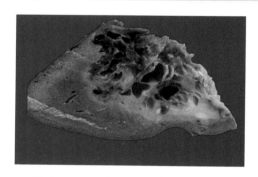

图 1-3-17 肝脏孤立性纤维性肿瘤

注:切面呈巨大囊实性。

患者,女性,50 岁,体检时 MRI 示肝右叶 Ⅴ、Ⅵ 段见 10.3 cm × 10 cm 的 T_1 低信号,T_2 均匀高信号液性病灶,增强后无强化,囊内多发分隔,术前诊断肝右叶巨大囊实性肿块。手术切除肝右叶 10 cm × 9.8 cm×8 cm 囊实性肿块,中央囊性区呈蜂窝状(图 1-3-17)。显微镜下见瘤组织呈富细胞区与疏细胞区交错排列(图 1-3-18),富细胞区内瘤细胞呈梭形或短梭形,编织状排列,细胞核增大,偶见核分裂象(< 4/10 HPF),呈无结构性生长;疏细胞区有黏液变性,瘤细胞间有丰富的胶原纤维,丰富的小血管结构呈血管外皮瘤样形态;肿瘤无明显出血坏死,边界清晰无侵犯。免疫组化:瘤细胞 CD34(图 1-3-19)、CD99、Bcl-2 及 STAT6 阳性,Ki-67 约 3% 阳性。病理诊断:肝脏孤立性纤维性肿瘤(SFT),术后 3 年患者一般情况良好。

肝脏原发性 SFT 少见,缺乏特异性临床表现及影像学特征,有时易与炎性假瘤、炎性肌成纤维细胞瘤、血管外皮瘤、纤维肉瘤及周围神经鞘膜瘤等间

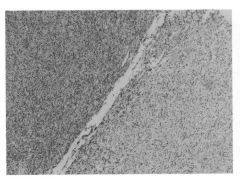

图 1 - 3 - 18　肝脏孤立性纤维性肿瘤
注:富细胞区和疏细胞区相间分布。

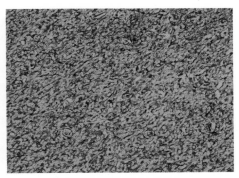

图 1 - 3 - 19　肝脏孤立性纤维性肿瘤免
疫组化
注:CD34 弥漫阳性表达。

叶源性梭形细胞肿瘤相混淆,因而需要注意鉴别诊断。SFT 的镜下特点主要表现为瘤细胞的丰富区与稀疏区交错存在,SFT 可能起源于 CD34 阳性表达的树突状间叶细胞,因而免疫组化以出现 CD34 弥漫阳性表达为特征,STAT6 染色核阳性也具有诊断价值。WHO 将 SFT 定义为一种具有恶性潜能的良性肿瘤,虽然大多数 SFT 呈良性过程,但形态学上表现温和的 SFT 也可以出现侵袭性生长,甚至可以出现恶变、术后复发和转移。我科之前曾报道 4 例手术切除肝脏 SFT,瘤体平均直径 7.85 cm,其中 3 例术后恢复良好,另 1 例 SFT 瘤体直径 12 cm,无明显异型性,未找到核分裂象,但于术后第 2 年出现肝脏复发。该研究 An update on primary hepatic solitary fibrous tumor:an examination of the clinical and pathological features of four case studies and a literature review 于 2015 年发表在 *Pathol Res Pract* 杂志上。因此,当 SFT 瘤体巨大或为多发病灶、细胞密度增加、多形性或异型性明显、核分裂象易见($\geq$4/10 HPF)、肿瘤有出血坏死及边界有浸润性生长时,则需要考虑恶性或具有恶性潜能。手术切除仍然是治疗肝脏 SFT 的首选方法,术后应注意随访。

七、病例7

患者,男性,44 岁,因反复发热经磁共振检查发现肝右叶占位,有乙型肝炎病史。血清 AFP 53.06 ng/ml。手术切除肝右叶肿瘤 7.6 cm,以及距离主瘤 0.9 cm 处的 1 个暗红色结节,直径 0.3 cm,与主瘤之间有肝组织分隔。术后病理诊断：肝细胞癌，粗梁型，Ⅲ级（图1-3-20）；肿瘤周边见微血管侵犯（MVI）和小胆管癌栓，MVI＝M2；微小肝海绵状血管瘤，血管瘤管腔内见肿瘤细胞生长（图1-3-21）。

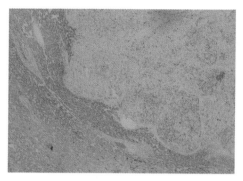

图1-3-20　肝细胞癌
注：免疫组化呈HepPar-1阳性。

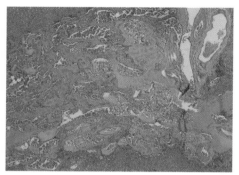

图1-3-21　肝海绵状血管瘤
注：血管瘤管腔内见肿瘤细胞。

　　肝细胞癌合并肝海绵状血管瘤的病例虽并不少见，但类似本例的肝细胞癌发生MVI，并经血行播散途径进入海绵状血管瘤的脉管内定植生长的现象还少有报道。合并出现的肝海绵状血管瘤是一个良性肿瘤，其本身并不对肝癌患者的预后产生影响，因此有时为了完整切除体积较大的肝细胞癌而需保留更多的肝体积时，可能会对合并存在的肝海绵状血管瘤不予切除。而本例带给我们的一个启示是，与肝细胞癌合并存在的肝海绵状血管瘤的瘤床有可能会成为癌细胞播散的一条路径，如果不加以处理，则有可能成为导致术后癌细胞残留复发的风险因素。因此，当肝细胞癌合并肝海绵状血管瘤时，可在保留足够肝脏体积的前提下，对两个肿瘤均予以根治性切除，或对海绵状血管瘤进行栓塞或消融等毁损治疗。

八、病例8

　　患者，女性，61岁，无诱因出现持续性中上腹痛，无腹胀、无恶心或呕吐、无畏寒或发热、无皮肤及巩膜黄染，MRI提示肝左叶外侧段萎缩，在近肝门区有占位性病变，考虑胆管来源肿瘤可能性大，胆总管胰腺段胆道蛔虫结石。血清CA19-9 88.9 U/ml。手术切除肝左叶肿瘤2.6 cm×2 cm，以及肝右叶结节2枚（0.4 cm和0.5 cm）。显微镜下见肿瘤由梭形或多边形细胞构成，有怪异核及瘤巨细胞，呈编织状或弥漫片状排列（图1-3-22）；肿瘤细胞黏附性差、排列松散，局部形成囊样腔隙(图1-3-23);肿瘤周边无包膜,呈浸润性生长,可见神经侵犯。免疫组化:广谱CK、胆管上皮标记CK7、CK19(图1-3-24)、MUC-1及间叶标记波形蛋白(vimentin)阳性,而E-钙黏着蛋白(cadherin)、CD34、ERG、结蛋白(desmin)、平滑肌肌动蛋白(SMA)、肌红蛋白(myoglobin)等间叶源性标记阴性。病理诊断:肝内胆管癌,肉瘤样型,伴肝右叶转移性子灶。

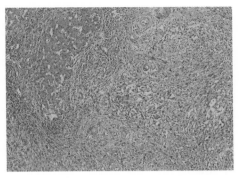

图1-3-22 肿瘤组织呈编织状或弥漫片状排列

注:对周围肝组织呈浸润性生长。

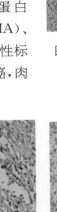

图1-3-23 肿瘤细胞形状不规则

注:癌细胞黏附性差,组织内出现囊腔样结构。

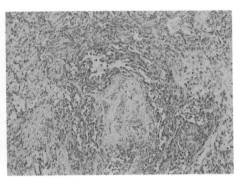

图1-3-24 免疫组化显示肿瘤细胞呈CK19弥漫强阳性表达

这是1例少见的肉瘤样型或梭形细胞型肝内胆管癌,常见于胆总管、肝内胆管结石及肝萎缩的患者。肉瘤样成分可以是梭形肉瘤或多形性肉瘤样改变,呈片状或束状排列,是胆管上皮癌细胞分化极差或未分化癌的一种表现形式。在免疫表型上,癌细胞同时呈间叶标志物波形蛋白和上皮标志物阳性的双向表达特征,因而并非真性肉瘤,在病理诊断时应注意与血管肉瘤等间叶源性恶性肿瘤鉴别。如果充分取材,可以或多或少地发现低分化腺癌成分,这将有助于鉴别诊断。肉瘤样型肝内胆管癌具有高度侵袭性,肉瘤样癌细胞容易发生肝内播散和转移,临床长期预后较普通型胆管癌差,手术切除仍是首选治疗方法。

患者,女性,40岁,因右上腹不适检查发现肝左外叶肿瘤,否认乙型肝炎病史,血清 AFP 正常。手术切除肝左外叶 6.5 cm×4 cm×3.5 cm 肿瘤。外院病理诊断:高分化肝细胞癌,或不典型肝细胞腺瘤。镜检:肿瘤由分化较好的肝细胞构成,无明显异型性,肝细胞排列紊乱,伴重度脂肪变性,糖原核易见,肝细胞密度无明显增加;肿瘤组织内有散在薄壁小血管,间质及纤维间隔内可见明显淋巴细胞浸润(图 1-3-25);肿瘤与周边肝组织分界清楚无侵犯,周围肝组织无明显脂肪变性。免疫组化:磷脂酰肌醇[蛋白]聚糖(glypican)-3(一),GS(一),热休克蛋白(HSP)-70(一),CD34(灶+)(图 1-3-26),β-联蛋白(catenin)(膜+),L-FABP(一~+),CRP(+),SAA(+)。病理诊断:肝细胞腺瘤(HCA),免疫组化符合 HNF1α 失活型合并炎症型。

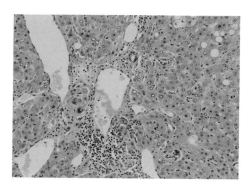

图 1-3-25　肝细胞腺瘤

注:肿瘤组织内有散在薄壁小血管,可见淋巴细胞浸润和脂肪变性。

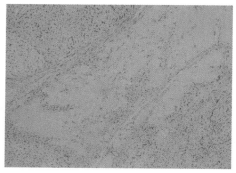

图 1-3-26　肝细胞腺瘤

注:免疫组化 CD34 呈斑片状染色。

　　肝细胞腺瘤、高度异型增生结节(HGDN)、局灶性结节性增生(FNH)和高分化肝细胞癌(WD-HCC)之间的鉴别诊断是肝脏肿瘤病理诊断中经常遇到的问题,特别是当病变出现变异类型或不典型时,常会困扰鉴别诊断。如 HNF1α 失活型 HCA 以出现脂肪变性为特征,而 WD-HCC 的组织学特点之一也是出现脂肪变性。为此,我们认为在诊断中可以把握以下 3 个基本要点:一是把握肿瘤组织的排列方式和细胞的异型性;二是把握《肝癌病理诊断规范》推荐的免疫组化谱表达特点;三是把握临床病史特点。本例 HCA 的细胞异型性并不明显,细胞密度也无明显增加,瘤组织内常可见散在的薄壁血管及紫癜样改变,周边无浸润性生长,但β-联蛋白(catenin)突变激活型 HCA 常会出现类似 WD-HCC 的假腺管结构;免疫组化显示磷脂酰肌醇蛋白聚糖(glypican)-3、GS 和热休克蛋白(HSP)-70 等肝细胞癌标志物阴性,但会出现某些 HCA 分子亚型相关标志物的异常表达[β-联蛋白(核+)、L-FABP、CRP、SAA],而 CD34 在 HCA 中呈斑片状表达的特点与 WD-HCC 和 FNH 有明显不同,是 HCA 有价值的诊断依据;临床上,HCA 患者可有肥胖或糖尿病等病史,但极少有 HBV 感染史和血清 AFP 升高,也无磁共振上 WD-HCC"快进快出"的表现。

十、病例 10

患者,男性,57 岁,有乙型肝炎病史,右上腹胀闷不适 2 周余。MRI 检查显示肝内巨大占位性病变,伴门静脉瘤栓。血清 AFP 103795 μg/L,CA19-9 136 U/ml。手术切除肝右叶 8 cm×6.5 cm 肿块。显微镜下见癌细胞呈多边形,胞质丰富嗜酸性,排列成梁索状结构,梁索间衬覆血窦(图 1-3-27),无纤维性间质,肿瘤周边见微血管侵犯(MVI)。免疫组

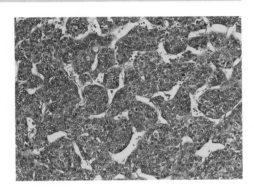

图 1-3-27　肝细胞癌
注:粗梁型,Ⅲ级。

化:同一片肿瘤区域内的癌细胞呈精氨酸酶(arginase)-1(+)(图 1-3-28、1-3-29),glypican-3(+),HepPar-1(灶+),CD34(局灶微血管弥漫+),CK19(+,>30%)(图 1-3-30、1-3-31)。病理诊断:双表型肝细胞癌,粗梁型,Ⅲ级;MVI=M2;小结节性肝硬化。

本例为一种特殊类型的双表型肝细胞癌(dual-phenotype hepatocellular carcinoma,DPHCC),是我们于 2011 年命名的一种肝细胞癌新亚型,于 2011 年发表在 *Ann Surg Oncol* 杂志上。DPHCC 的主要病理特点是其在形态学上表现为单一的肝细胞癌成分,能同时表达肝细胞性标志物(如 HepPar-1、arginase-1、glypican-3 和 CD34)和胆管细胞标志物(如 CK7、CK19 和 MUC-1 等),以 DPHCC 组织中双表型癌细胞的数量>15% 作为诊断标准。本例患者在血清学上同时出现肝细胞癌的 AFP 和胆管癌的 CA19-9 肿瘤标志物升高,在免疫组化上同时出现肝细胞系和胆管细胞系标志物双向表达特

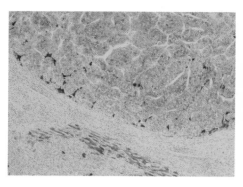

图 1-3-28　肝细胞癌呈 arginase-1 阳性

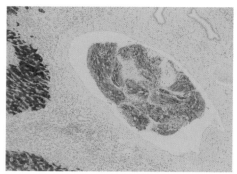

图 1-3-29　微血管癌栓呈 arginase-1 阳性

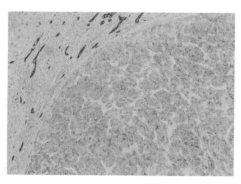

图 1-3-30　肝细胞癌呈 CK19 阳性

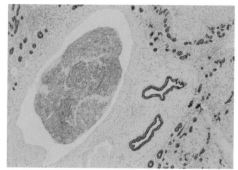

图 1-3-31　微血管癌栓呈 CK19 阳性

征,即便是血管癌栓细胞也呈现双表型特征,提示侵袭性更强。需要注意的是,DPHCC 并非肝细胞癌-胆管癌混合型,后者需同时存在肝细胞癌和胆管癌两种组织学成分,并分别表达肝细胞系和胆管细胞系标志物。DPHCC 患者的临床预后较普通型 HCC 患者更差,因而细致的病理分型有助于临床探讨个体化治疗方案。

（丛文铭　董　辉　陆新元　钱尤雯　赵燕青　王　瀚　赵　骞）

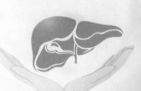

第二章　建科篇

第一节　适逢其会

在吴孟超院士组建病理之初，一些看似不相干的事却又相互关联，彼此铺垫，在看似机缘巧合的背后，其实是吴孟超院士对专业布局的通盘规划和亲力亲为所牵动的自然交汇。

1978年，吴孟超院士参加全国科学大会之后，随即着手成立了第二军医大学长海医院独立的肝胆外科，开始了向肝脏外科新的进军。1979年，吴孟超院士以长海医院肝胆外科为基地，成功申报成立了全军肝胆外科中心，并以首批招收的研究生为骨干开始筹建实验室。与此同时，吴孟超院士也敏锐地意识到，以往肝癌手术切除标本较少，专科病理诊断经验不多，针对人体肝胆系统肿瘤特点的专科病理诊断模式尚未建立，这有可能成为今后肝脏外科认识肝癌生物学特性和提高肝癌远期疗效的掣肘因素，进而萌发了开展肝癌专科病理诊断这一极具前瞻性的构想，遂于1980年调来张秀忠同志担任病理技术员，进修学习标本处理和组织制片等病理技术，为开展病理诊断做准备。1982年伊始，肝胆外科开始进行独立的科内病理诊断，当时还没有病理医师，吴孟超院士于是"借"长海医院病理科他的同学舒鸿逯老师来代为进行病理诊断。吴孟超院士作为外科大师，对于设立临床病理学科的远见卓识和重视程度可见一斑。

1983年，我结束了为期一年的第二军医大学青年师资培训班的学习，回到病理教研室任教时，被选派到学校外训大队担任留学生到长海医院实习的陪同翻译。有一天,实习科室轮转到了肝胆外科。虽然之前略知病理教研室与肝胆外科在肝癌研究上有过许多合作,诸如利用肝癌切除标本建立了 SMMC-7721 人体肝癌细胞株,但这是我在毕业留校后第一次走进肝胆外科,近距离接触肝胆外科吴孟超主任等著名专家教授(图 2-1-1)。不久,学校一年一度的研究生招生开始了。那时病理教研室尚无招生计划,吴孟超院士欢迎我报考他的研究生,还指导我完成了跨单位报名。

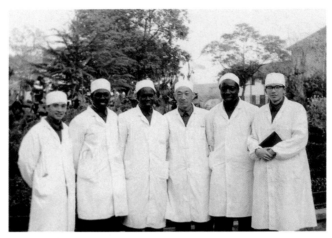

图 2-1-1 时任肝胆外科副主任陈汉教授(右三)、带教老师杨甲梅医师(左一)和丛文铭(右一)与留学生合影

1984 年,我如愿考取了吴孟超院士的硕士研究生。来到肝胆外科读研的当年,吴孟超院士领衔的“467 例肝切除的体会”项目获得 1984 年度军队科技进步奖二等奖;次年,吴孟超院士领衔的“肝脏疾病手术治疗的临床研究”获得 1985 年度国家科技进步奖一等奖;1986 年,吴孟超院士创建的长海医院全军肝胆外科中心更名为全军肝胆外科研究所,研究型肝胆外科的宏伟规划开始实施。这一连串的成果标志着吴孟超院士领导的肝胆外科不断迈上新台阶。1987 年,我在研究生毕业选择分配去向时曾想报临床,个中原因是我父亲作为一名老兵,体内有战争年代留下的多处弹片,限于当时的医疗条件未能取出;母亲作为一名经历过战争年代的军医,对医疗有着更深切的期盼,耳濡目染之下一直有在临床一线救死扶伤的初始愿望。吴孟超院士找我谈话,要我继续做好病理工作。他语重心长地说:“临床离不开病理。中国的肝癌病例这么多,我们完全有条件把中

国的肝癌病理做起来。"吴老的一番话给我留下了深刻的印象,也让我意识到病理是学科整体发展的一部分,也是临床工作的一部分。谨遵师意,就按老师的要求去做,于是成为肝胆外科的一名病理医师,与后来陆续加入的同事们一道,一起投入学习和探索肝胆系统肿瘤病理诊断特点的工作中。

第二节　行远自迩

那时,肝胆外科在长海医院病房大楼的中三楼,在病房大楼前曾有一排陈旧的小瓦房,房顶上的瓦片间稀稀拉拉地长着几棵小草,房檐下的瓦缝里不时有麻雀叽叽喳喳地飞进飞出。瓦房里大部分是药剂科和仪器科的仓库,在靠东边一个门口的外墙上,挂了一块"中国人民解放军肝胆外科研究所"的牌子(图2-2-1),里面有6~7间简陋的实验室,其中两个房间用于病理诊断和组织制片,兼做办公、实验和病理档案保管等。

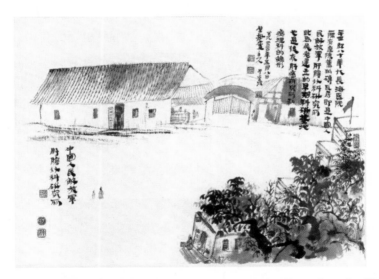

图2-2-1　20世纪80年代长海医院肝胆外科研究所原址模拟图(病理科于学波绘画)

实验室里冬冷夏热,有的房间的木横梁下挂着吊扇,个别房间的窗户上架着窗式空调。梅雨季时,实验室里开裂的水泥地面总是湿漉漉的,从没有门的标本取材室里还不时飘散出一丝福尔马林标本固定液的气味。那时的地下管网排水能力弱,台风季时的暴雨常常造成实验室门口一片"汪洋",有时积水深

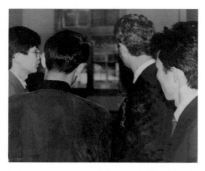

图 2-2-2 20 世纪 80 年代国外专家参观访问实验室

至小腿以上。即使是半夜下起瓢泼大雨，实验室的同事们也会条件反射般地赶来堵沙袋、抬仪器，以防实验室被淹。有时吴孟超院士也会披着雨衣，卷着裤腿，急匆匆地蹚着水赶来查看。虽然实验室建立之初看上去有点"在螺蛳壳里做道场"，但即便如此，实验室的师兄师姐们仍然有条不紊地开展科研工作，热情坦诚地接待上级领导的检查指导和国内外专家学者的访问交流（图 2-2-2）。

那时，实验室组建不久，以肝癌的生化研究为主，病理从调拨来的一台学生实习用显微镜开始筹备，长海医院病理科的老师定期过来承担和指导病理诊断；那时，由于还没有石蜡包埋机，张秀忠同志是在煤气灶上用小奶锅加热熔化石蜡，再浇注到用小木块围成的方框内，将取材组织做成石蜡包埋小组织块，以便制备病理切片用于显微镜下诊断。那时，医院动物外科房还没有小动物实验室，为了开展大鼠肝癌实验研究生课题，了解肝癌在发生、发展过程中的生物学行为演变特点，大家就去医院的废铁堆里找来铁管，请师傅焊接成一个能搁置六七十只鼠笼的大笼架，找来三轮车拉到医院的动物房，用借来的一个房间布置成了二乙基亚硝胺诱发 Wistar 大鼠肝脏癌变的动物实验室，每天小心翼翼地饲养、观察、取材、记录，终于获得了肝细胞癌前病变—肝硬化—肝癌发生、发展全过程的病理组织样本，达到了课题实验设计的要求（图 2-2-3）；那时，人体肝癌标本还不多见，吴孟超院士高度重视组织库建设，要

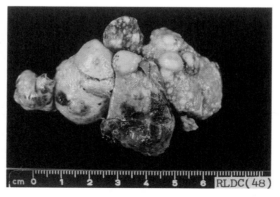

图 2-2-3 建立二乙基亚硝胺诱发 Wistar 大鼠肝癌模型

求我们每天上午进手术室等取肝癌新鲜标本，第一时间完成组织取材—液氮冷冻—深低温冷藏—入库登记的流程，满足科研需求。那时，学校陆续开始申报国家、军队和上海市基金科研课题，吴孟超院士因担任学校副校长，白天工作十分繁忙，就多次在晚上召集开会，细致研究申报策略，逐一落实申报项目，以致课题申报卓有成效，推动实验室走通过承担基金课题良性发展的道路。那时，病理只有刚入行的 1 名医师和 1 名技术员，虽然都是新手上路，初学乍练，但专心做事、配合默契，常规病理诊断、建肝癌组织库、硕士和博士研究生课程学习、实验研究及学术交流等工作从未中断。

这就是吴孟超院士倾心建立的早期科研基地和病理科的雏形，也正是吴孟超院士的远见卓识，为后来医院、研究所乃至病理科的建立和发展迈出了关键一步，也使大家对吴孟超院士提出的"自力更生、艰苦奋斗、奋发图强、勇攀高峰"的创业精神有了实际的感悟。实验室的同事们经常可以看到吴孟超院士为肝胆外科及研究所的发展而步履匆匆，忙碌奔波，充满了想事业、拼事业的激情。有一天，大家吃惊地看到吴老的脸上有几条划痕，手背上贴着创可贴，一打听才知道是吴老晚上骑自行车下班时摔倒了，大家既担心又敬佩。与此同时，实验室的同事们看到工作条件在逐步改善，研究队伍在不断壮大，都坚信在吴孟超院士的带领下，肝胆外科事业一定会攻坚克难，迎来美好的明天。

1993 年，东方肝胆外科医院（长海医院院中院）成立，实验室搬入了新建的医院大楼，病理科被命名为病理研究室；1999 年，东方肝胆外科医院列编为第二军医大学第三附属医院，正式编制了病理科。至此，病理科在历经近 20 年"兵微将寡"的初创起步阶段之后，开始步入医院正规化发展的轨道。

第三节　积微至著

如今，在吴孟超院士的带领下，当年的长海医院肝胆外科已经发展成为目前国内规模最大的三级甲等肝胆外科专科医院。病理科的同事们也积极探索，勇于实践，科室也随之有了较大的改观。

从最初仅有 1 名医师和 1 名技术员，发展成为现有教授和副教授、博士和硕士、4 个专业组，含医疗、科研、技术系列在内共 20 余人的病理科，医疗和科研能力有了进一步提高。

从最初病理工作用房面积不足 50 平方米，发展到目前医院两个院区的病理科工作用房总面积逾 2000 平方米。

从最初仅有 1 台组织切片机和十几个切片染色缸,发展到目前装备全自动组织切片染色机,全自动免疫组化染色机,以及获得上海市临检中心《临床基因扩增检验实验室技术审核验收合格证书》、含 7 个工作区的聚合酶链反应(PCR)实验室。

从最初仅能做普通石蜡切片 HE 染色,发展到目前能同时开展数十种抗体的免疫组化全自动染色、肝癌克隆起源基因组微卫星杂合性缺失模式分析、荧光原位杂交检测、基于一代测序的肿瘤微卫星不稳定性检测,以及基于实时荧光定量聚合酶链反应结合扩增阻滞突变系统的药物靶点基因分析等多种分子病理检测项目。

从最初仅为一个肝胆外科 60 张床位的单一病区服务,发展到目前为一所综合性三级甲等医院、含杨浦和安亭两个院区共计 1800 余张床位服务。病理诊断范围涵盖肝胆外科、消化道、甲状腺和乳腺等普通外科、胸外科、泌尿外科、骨科、妇产科、消化内科和肿瘤科等诸多临床学科。

从最初的年病理诊断例数百余例,提高到 2019 年全年病理诊断总例数 1.75 万例。40 年来,病理科的病理诊断总例数每 10 年翻一番以上。至今累计完成常规病理诊断超过 20 万例,其中包括 9.5 万余例肝脏和胆道系统肿瘤性病变的病理诊断。

从最初的年肝脏移植病理诊断例数为个位数,提高到 2020 年累计完成 2000 余例次的肝移植肝穿刺病理诊断,建立了 1860 余例次的肝移植病理组织库,为许多单位解决了肝脏移植病理诊断的需求。

从最初仅能做一些简单的科研、撰写一些简单的论文,发展到目前科室已承担 20 余项国家、军队和上海市等各类基金研究课题;发表学术论文 350 余篇,其中以第一、共一或通讯作者发表 SCI 收录论文 60 余篇,总影响因子超过 250 分;主编中、英文学术专著 6 部,参编专著 20 部;牵头制定肝癌和肝移植病理诊断指南与规范;以第一完成人获得国家、军队、上海市和中华医学会等科研成果奖。

第四节　桃李之教

吴孟超院士十分重视和关心病理科的建设和发展,有时会直接到病理科了解情况,指导工作(图 2 - 4 - 1)。病理科的第一个硕士和第一个博士学位论文选题是在吴老的指导下形成了小肝癌临床病理研究方向;病理科第一次出境参加国际学术会议是吴老亲自安排和带领；病理科出版第一本专著得到了吴孟超医学科技基金的宝贵支持；病理科第一次申报国家科技进步奖，吴老作为课题组成员亲临现场辅助答辩；病理科第一次参加破格晋升高级职称评审是吴老推荐走不受任职年限限制的"绿色通道"；病理科第一次主持全国肝癌病理诊断指南制定专家会，吴老年逾九秩仍莅临指导并发表重要讲话，身体力行地支持病理科的发展与进步。

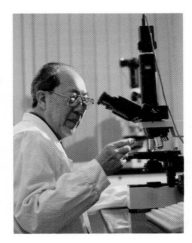

图 2-4-1　吴孟超院士在病理科检查指导工作

　　记得是在 2000 年 2 月的一个晚上，上海寒意正浓。我结束了在美国的学习回到上海，一出机场就看到吴老身披大衣站在大厅门口接机，这让我十分惊喜和感动。在向吴孟超院长汇报工作时，提出希望在病理科建立基于显微组织切割的肿瘤基因组微卫星杂合性缺失检测技术，尽快把学习到的技术方法应用到肝癌分子病理研究中。吴老了解情况后，很快批准给病理科装备毛细管电泳测序仪。当时这种"大块头"的仪器在病理科已经是很先进的设备了，而之前在美国实验室使用的还是传统的放射性核素标记法基因测序技术（图 2-4-2），这为病理科的科研条件更新换代、确立肝癌分子病理学研究特色和取得多项科研成果奠定了重要的技术基础（图 2-4-3）。

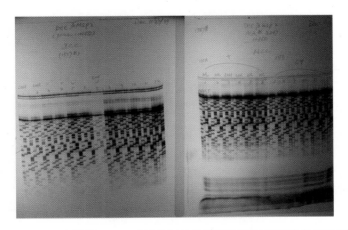

图 2-4-2　在美国 UPMC 采用放射性核素标记法对肝细胞癌（HCC）和肝内胆管癌（ICC）进行基因测序的放射自显影胶片

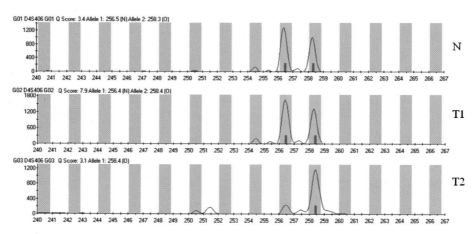

图2-4-3　在东方肝胆外科医院病理科采用毛细管电泳基因测序法对复发性肝癌克隆起源模式的研究

注:N为正常肝组织;T1为原发性肝癌;T2为复发性肝癌。

引自:王斌. 微卫星杂合性缺失检测多结节性和复发性肝细胞癌克隆起源及其临床意义. 第二军医大学博士学位论文,2009.

其实,这些都只是吴孟超院士不拘一格建设医院学科和培养人才队伍的些微小事,对此,医院里许多专家教授和同道同仁都有深刻的体会和感受。这里摘录了吴孟超院士在2007年他的一次事迹报告会上的一小段发言,字里行间无不流露出吴孟超院士尊师重教的赤诚之心与舐犊之情,为学生们做人、做事、行医树立了楷模。在事业发展的道路上,学生们的身后时常有老师撑一把,点一下,实乃幸事,而能在吴老的严厉与厚爱中得以进步已然成为学生们十分宝贵的经历。师恩无言,匠心不负,病理科的同志唯有将勤补拙,力学笃行(图2-4-4)。

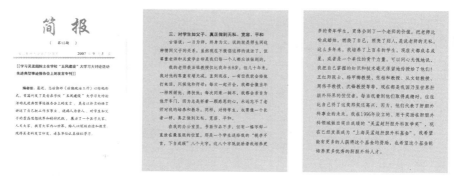

图2-4-4　学习吴孟超院士在学校"五风建设"大学习大讨论活动先进典型事迹报告会上的发言专刊

按照吴孟超院士"以临床为中心"的要求,病理科确立了"研究选题为临床所期、研究结果为临床所需、研究指标为病理所用"的基本研究策略,依托肝胆外科专科医院的临床特色和优势,努力争取在肝脏肿瘤病理和肝脏移植病理领域发挥好专科病理的先行先试作用。为此,病理科重点在以下几个方面开展了工作。

小肝癌生物学特性演变特点的研究。通过对大鼠肝癌模型和人体肝癌标本的对照研究,提示肝癌瘤体生长至近3 cm时是侵袭行为和恶性程度开始明显增加的重要时期,为认识和了解早期肝癌的多阶段演变发展特点提供了参考依据。

复发性肝癌和多结节性肝癌克隆起源模式的研究。显示术后复发性肝癌在发生方式上至少存在6种克隆起源亚型,为探讨肝癌克隆起源方式与临床治疗模式之间的关系提供了分子依据。

肝胆系统肿瘤组织学类型特点的研究。提出了"三大型、六亚型"100余种病变的组织学分类,观察到十余种肝细胞癌的组织学类型特点(图2-4-5),提出了同时具有肝细胞癌和胆管细胞癌两种表型特征的双表型肝细胞癌病理新亚型,丰富了对肝胆系统肿瘤病理类型特点的认识。

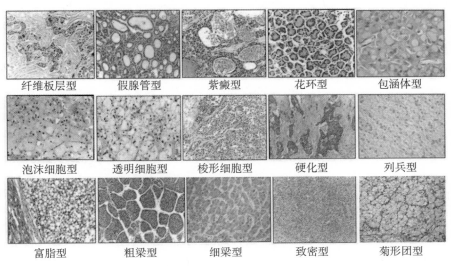

纤维板层型	假腺管型	紫癜型	花环型	包涵体型
泡沫细胞型	透明细胞型	梭形细胞型	硬化型	列兵型
富脂型	粗梁型	细梁型	致密型	菊形团型

图2-4-5　肝细胞癌(HCC)组织病理类型及特点

肝癌病理学诊断规范研究。联合全国肝癌外科、内科和病理等多学科专家,共同研讨制定2015年版《肝癌规范化病理诊断指南》,集中国学者之智慧提出了具有中国经验和中国特点的新方案,包括肝癌大体标本"7点基线取材"方案、微血管侵犯病理诊断标准与分级方案、免疫组化诊断谱推荐应用方案等,随后又被写入了国家卫健委《肝癌病理规范化诊断》,以及2017年版和2019年版《原发性肝癌诊疗规范》。经过5年来的全国推广应用,显示该指南对提高我国肝癌整体规范化病理诊断水平起到了较好的促进作用。

肝脏移植病理诊断规范研究。病理科累计完成了2000余例次肝移植肝穿刺病理诊断,编写了《肝脏移植临床病理学》,联合全国相关专家共同制定了两版《肝脏移植病理诊断指南》,牵头成立中国医师协会器官移植医师分会移植病理医师学组,对我国肝脏移植病理的学术交流起到了一定的推进作用。

在吴孟超院士的悉心指导下,在医院领导的大力支持下,在机关和兄弟科室的大力帮助下,在病理科全体同志的共同努力下,病理科以第一完成人先后获得国家科技进步奖三等奖、上海市科技进步奖一等奖、上海医学科技进步奖一等奖、军队医疗成果奖一等奖、中华医学科技奖二等奖、上海市科技进步奖二等奖、军队科技进步奖二等奖(2项)和军队医疗成果奖二等奖等成果;成为吴孟超院士和王红阳院士领衔的国家科技进步奖"第二军医大学肝癌临床与基础集成化研究创新团队"的参与单位之一;主编《肝胆肿瘤外科病理学》、《肝脏移植临床病理学》、*Surgical Pathology of Hepatobiliary Tumors*和《临床病理诊断与鉴别诊断——肝、胆、胰疾病》等6部中、英文学术专著;主持制定了两版《肝癌规范化病理诊断指南》和两版《肝移植并发症病理诊断指南》;发表论文350余篇,其中SCI收录论文60余篇,累计影响因子250余分;获得了13项国家自然科学基金面上和青年基金项目,以及其他多项军队和上海市基金课题,包括军队医药卫生杰出中青年科研基金和"上海市卫生系统百名跨世纪优秀学科带头人培养计划"等;荣获解放军总后勤部"科技银星"、中国人民解放军院校育才奖"银奖",以及中共中央、国务院、中央军委颁发的"庆祝中华人民共和国成立70周年"纪念章。

第五节　取长补短

病理科在起步伊始,专业上的不足、短板及空白比比皆是。我国于1977年开展首例人体肝移植手术,吴孟超院士于1978年完成了我院首例人体肝移植手术,病理科于1997年在"第一届全军诊断病理学术会议"上报告了3例人体肝移植术后肝穿刺病理诊断。到了20世纪末,我国临床肝脏移植进入了快速发展期,临床对肝脏移植病理诊断的需求显著增加。但当时国内病理界还没有系统地认识和掌握人体器官移植病理诊断的标准与规范,对器官移植病理无论是在诊断数量上还是在诊断经验上都处于空白状态。有关人体肝脏移植病理诊断的报道更是凤毛麟角,肝脏移植病理诊断能力明显不能满足临床肝脏移植快速发展的需要。

　　器官移植病理与普通临床病理在理论体系、疾病谱系、病理特点、诊断标准、检测标志、鉴别诊断及疾病复发等方面大相径庭,像我们这样没有经过移植病理专业训练的医师刚开始会摸不着诊断思路和头绪,在吴孟超院士主持的肝移植临床病理讨论会上,病理科常常底气不足。本身从事肝脏外科专科病理,却在肝脏移植病理诊断领域存在明显的短板,我们内心自然很是着急。吴孟超院士很支持出国正规学习肝脏移植病理诊断,还亲自牵线联系,而得到美国匹兹堡大学医学中心(UPMC)移植病理科学习的机会十分宝贵,这也成为病理科确定今后研究发展方向的一个节点。

一、学习肝脏移植病理诊断 ⊙

　　UPMC是当时全美最大的器官移植中心,也是1963年世界首例肝移植完成者Starzl教授建立的"Thomas E. Starzl器官移植研究所"所在地。UPMC病理系的肝脏和移植病理科主任Demetris教授是国际器官移植病理Banff工作组肝脏组的主席,也是国际肝脏移植病理界的领军人物,对引领国际器官移植病理学的发展做出了重要贡献。该科主要负责肝、肾、心、肺和小肠等实质性器官的移植病理诊断及肝脏疾病的病理诊断,积累了丰富的器官移植病理诊断经验。在UPMC每天跟着值班教授参加病理诊断,他们在诊断时是对着麦克风口授录音,再由秘书听取录音记录于电子病理报告文档中。这样可以一边通过多目显微镜同步看片,一边听他们对病变的描述,一边与自身的认识对照,一边提出不解的问题,显著提高了学习效率(图2-5-1)。

　　记得每个星期都有一个早上是移植病理科进行班前集体病理读片的时间。当时在多头显微镜前,Demetris教授会轮流向医师提问。即使匹兹堡的冬天大雪纷飞,寒气袭人,科里医师也都会早早赶到科里看片子,记下诊断意见和读片讨论的问题要点;即使初来乍到、对移植病理还不熟悉,但Demetris教授仍然会叫我发言,这当然是学习的好机会,因此也会格外用心;遇到肝脏肿瘤的病理切片时,他也会了解东方肝胆外科医院在肝癌病理诊断和研究方面

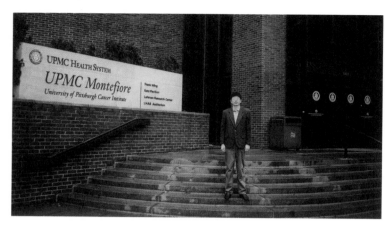

图 2 - 5 - 1　丛文铭在 UPMC 留学

的情况。此外,病理科从周一至周五的每天下午都安排有不同器官移植的临床病理讨论会,会议室里坐满了相关科室的医师,大家边看病理图像,边讨论诊断意见,边确定诊疗方案。中午也基本没有闲着,病理系经常有 lunch meeting,边吃午餐边听专家的精彩讲座,报告结束时就又到了下午工作的时间。

在 UPMC 学习期间,还幸遇来自上海中山医院肝胆外科的樊嘉教授(现为中国科学院院士、复旦大学附属中山医院院长)和周俭教授(现为复旦大学附属中山医院副院长)等专家。大家虽然住楼上楼下,但他们参加临床肝移植的学习和研究工作,早出晚归,十分繁忙,平时难得一见。但凡出国学习的同志都会有这种求知若渴、惜时如金的切身经历和体会。樊嘉院士和周俭教授回国后在肝脏移植领域取得了杰出成就,在分别担任中国抗癌协会肝癌专业委员会主任委员期间,大力支持和积极推动我国肝癌病理诊断规范与肝癌临床诊疗规范的制定和推广应用,做了大量卓有成效的工作。

感谢 Demetris 教授等老师在移植病理学习上给予我系统的指导、传授了宝贵经验,加之丰富的医疗活动和大量的病理阅片,对肝脏移植病理诊断从开始的生疏不解到逐渐有了入门的感觉:逐步掌握了供肝脂肪变的临界诊断;急性排异反应 RAI 评分;慢性排异反应 Banff 评分;缺血-再灌注损伤;胆道并发症;血管并发症;败血症等感染性病变;HBV/CMV/EBV 等病毒性肝炎复发;抗体介导性排异反应;中央静脉周围炎型急性排异反应;富浆细胞性急性排异反应;移植后淋巴组织增生性疾病及药物性肝损伤等病变的病理诊断与鉴别诊断。重要的是了解了移植专科病理诊断的基本思路和方法,对今后独立开展肝脏移植病理诊断具有很好的指导和借鉴作用。

在 UPMC 学习期间,病理科 Nalesnik MA 教授还告知,他们课题组新近用甲醛(福尔马林)固定、石蜡包埋的肝移植失败组织作为抗原,制备小鼠杂交瘤细胞株,获得了第一个肝细胞特异性单克隆抗体(克隆号"OCH1E5.2.10"),命名为石蜡包埋肝细胞 1(hepatocyte paraffin1,HepPar 1),并已经开始商品化应用。这个信息着实令人惊喜,因为这个抗体对于肝细胞性肿瘤的病理诊断十分重要。回国后我们立即开始在工作中使用,并在随后编写的《肝胆肿瘤诊断外科病理学》一书中专门加以介绍。当然,现在 HepPar 1 已经在国内外病理界被广泛使用。

回国后,我们在编写的《肝胆肿瘤诊断外科病理学》一书中,专门写了一章系统介绍人体肝脏移植病理诊断。病理科还担任了新成立的"中华医学会病理学分会全国肝胆肿瘤及移植病理协作组"组长单位,组织了多次全国肝脏移植病理学术交流会;发起了全国多中心肝移植病理联合研究;制定了两版《肝脏移植病理诊断指南》;编写了《肝脏移植临床病理学》专著;牵头成立了"中国医师协会器官移植医师分会移植病理医师学组",大家一起为提高我国肝脏移植病理诊断水平尽绵薄之力。2011 年,病理科总结了 1100 多例次的肝移植术后常见并发症的肝穿刺病理诊断经验和体会,获得了军队医疗成果奖二等奖。目前,病理科已经完成了 2000 余例次的肝移植肝穿刺病理诊断,还为一些单位提供肝移植病理诊断(图 2-5-2)。肝脏移植病理诊断已成为病理科的一个医疗特色。

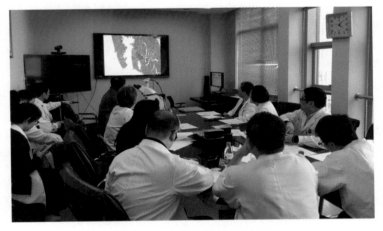

图 2-5-2　参加肝脏移植临床病理讨论会

随着医院规模的扩大和病理科工作的拓展,陆续开始有新同事及研究生加入,此时就需要从科室发展和人才培养的角度考虑,尽快确立病理科的整体研究方向,以及搭建适用性科研技术平台。为此,在 UPMC 选择课题研究方向时,我注意到病理系 Finkelstein 教授的实验室在开展肿瘤基因组不稳定性研究。他们是采用显微组织切割的方法,从石蜡组织切片中提取肿瘤细胞 DNA,再用放射性核素标记的 DNA 测序方法,通过对一组抑癌基因及微卫星的杂合性缺失(loss of heterozygosity, LOH)谱的筛选,来分析和了解肿瘤的生物学特性,感觉这个方法应该非常适合在我们病理科应用,于是与 Finkelstein 教授交流了在肝癌克隆起源研究方面的一些想法。他提出 LOH 检测也能反映肿瘤细胞群体的遗传变异和克隆差异特点,而且也应该适用于肝癌克隆起源研究,并欢迎我加入他的实验室。

　　因 UPMC 当时缺少复发性肝癌手术切除病例的组织样本,Finkelstein 教授建议对原发性肝细胞癌和肝内胆管癌开展 $p53$、$OGG1$、APC、$RB1$、DCC 及 MCC 6 种肿瘤抑制基因 LOH 发生特点的研究,掌握基本研究方法。在接受了放射性核素操作防护培训后,进入实验室开展放射性核素标记的 DNA 测序。该实验室分组开展不同肿瘤的分子病理学研究,有一套标准的基因检测流程,如果检测 100 例肝内胆管癌(ICC)和 100 例肝细胞癌(HCC)的 DCC 基因组微卫星 LOH,则至少要分别重复百余次相同的测序流程和得到百余张 LOH 位点相似的放射自显影胶片,在进行 DNA 序列判读时要对 LOH 位点正确定位和准确识别(图 2 - 4 - 2)。而核酸探针引物的设计亦颇有讲究,既要能反映该基因 DNA 序列中的特定片段是肝癌的高频杂合性位点,又要能显示该片段是肝癌组织的高频 LOH 位点,如此才能保证检测结果的准确与高效。

　　在 Finkelstein 教授的指导下,通过对各靶基因外显子 DNA 序列的计算和比较,找出高效的探针序列合成探针。在进入实验室工作一段时间后操作逐渐熟练,每个上午和下午都可以各做一轮从灌胶、加样、电泳到胶片放射自显影的全流程。而周六和周日实验大楼里一片寂静,是加班测序和整理资料的最好时间。通常在每天早上实验开始前,实验室的同事都会照例先聚集在看片灯前,互相鉴赏各自在前一天得到的 LOH 测序胶片,相互交流获得高质量 LOH 测序图像的实验技巧,借此也了解不同肿瘤的基因变异特点。这种"微晨会"实用且高效,而肝癌基因组 LOH 测序的数据也由此在不断地积累,相关认识和体会也在不断地丰富，最终在回国前完成了百余例肝细胞癌和肝内胆管癌的 6 种肿瘤抑制基因 LOH 谱的测序和分析。结果显示，肝细胞癌与肝内胆管癌的 6 种肿瘤抑制基因的 LOH 发生频率存在差异，进而形成了这两种肝脏最常见恶性肿瘤在发生机制上沿各自不同的分子路径的认识。学习结束后，在 Finkelstein 教授和 Demetris 教授的指导下总结发表了 SCI 论文。2016 年，赴美交流期间，还去看望了 Finkelstein 教授等指导老师，并赠送了我们编写的专著（图 2 - 5 - 3）。

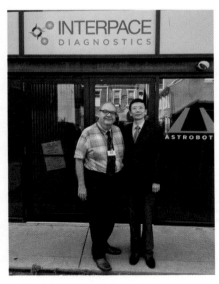

图 2 - 5 - 3　2016 年到访 UPMC 看望指导老师 Finkelstein 教授

回国后，在吴孟超院士的支持下，病理科装备了新一代毛细管电泳法测序仪。科室同事及研究生利用石蜡组织切片显微组织切割基础上的基因组 LOH 检测技术平台，聚焦肝癌分子病理研究，相继开展了小肝癌与癌前病变、术后复发性肝癌、多结节性肝癌、肝脏特殊类型肿瘤的基因变异特点、克隆起源模式，以及肝癌基因组多态性与遗传易感性的相关性等分子病理研究课题，取得了一些有意义的成果。感谢科室历届硕士和博士研究生的接力工作，建立起肝癌 LOH 检测谱及其检测技术平台，形成了对复发性肝癌、多结节性肝癌乃至肝癌同时伴其他器官肿瘤的克隆起源检测新指标。

三、着手编写科室首部专著

20 世纪 90 年代中后期，病理科开始有了总结科室肝胆肿瘤病理诊断资料、编写一本肝胆系统肿瘤病理诊断参考书的想法。但在当时，还没有像现在这样普及计算机文献检索工具，去图书馆花费大量时间进行手工文献检索的效率不高，有许多文献还是查不到或看不到，因而一直没能形成完整的编写大纲。借助 UPMC 图书馆丰富的馆藏文献、便利的网上检索和馆际互借条件，终于在回国前完成了计划中的对百余种肝胆系统瘤样病变及肿瘤性病变的文献检索，完成了预期的大纲编写，对肝胆系统肿瘤的病理类型概况有了一个较为完整的了解。

回国后，我们盛情邀请北京协和医院病理科刘彤华院士和陈杰教授，上海医科大学病理教研室朱世能教授和胡锡琪教授等著名专家一起参与编写肝胆系统肿瘤病理学专著(图 2-5-4)，于 2002 年出版了病理科的第一本专著《肝胆肿瘤诊断外科病理学》。此后，随着工作经验和体会的逐渐积累，相较于初期的工作，我们的许多专业认知也在不断地补充、丰富和更新(图 2-5-5、2-5-6)。在院长吴孟超院士、复旦大学肝癌研究所所长汤钊猷院士和国家肝癌科学中心主任王红阳院士等著名专家的大力支持和热情参与下，病理科于 2015 年又编写出版了《肝胆肿瘤外科病理学》，于 2017 年出版了英文版的 *Surgical Pathology of Hepatobiliary Tumors*。

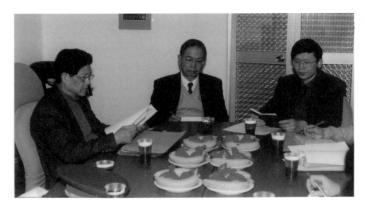

图 2-5-4　与上海医科大学病理教研室朱世能教授(左二)和胡锡琪教授(左一)一起讨论《肝胆肿瘤诊断外科病理学》编写计划

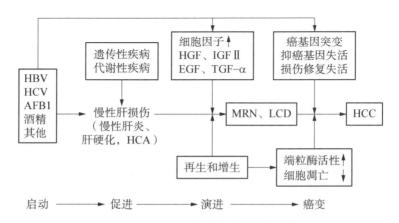

图 2-5-5　肝细胞癌发生的基本路径

引自：丛文铭，朱世能. 肝胆肿瘤诊断外科病理学[M]. 上海：上海科技教育出版社，2002，原图 8-1-1.

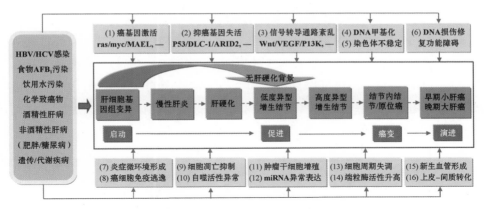

图2-5-6 肝细胞癌多阶段癌变和演进过程的分子机制示意图

引自：丛文铭.肝胆肿瘤外科病理学［M］.北京：人民卫生出版社，2015，原图16-1-3.

第六节 铢积寸累

在吴孟超院士的指导下，病理科根据肝脏外科和肝脏肿瘤病理关切的实际问题，相应地开展了一些研究和探讨，获得了一些研究结果，形成了一些初步的认识和体会。

一、小肝细胞癌多阶段演变特征研究

与一般肿瘤具有的启动、促进和演进多阶段发展模式相同，肝细胞癌也具有多阶段发生、发展的模式特征。然而，将具有什么样生物学特性的肝癌定义为早期肝癌或小肝癌，这是一个重要的理论和临床实际问题，既反映了肝脏外科对小肝癌的诊治技术水平，也反映了病理学对小肝癌生物学特性的理论认识水平。例如，微小胃癌、小胃癌和早期胃癌的概念都有特定的病理标准和临床意义，代表了当今胃癌临床和病理的诊疗技术水平。但对小肝细胞癌的瘤体直径尚无统一的标准，如以往有 5 cm、4 cm、3 cm 和 2 cm 等不同标准，这种状况不但会影响小肝癌的临床分期，也会影响小肝癌研究结果的可比性。我们在建立大鼠肝脏诱癌模型中注意到，在肝癌的形成过程中，随着肝癌瘤体的不断增大而逐渐出现微血管侵犯、卫星结节形成和远处器官转移。此后，又将手术切除人体肝癌按不同瘤体直径大小进行分组对比。结果显示，当以瘤体直径≤3 cm 和＞3 cm 进行分组时，肝癌的 DNA 倍体水平、分化程度、包膜形

成、癌栓形成、癌周侵犯、术后无病生存和总生存等参数出现的差异性最为显著(图2-6-1),提示肝癌生长至近3 cm大小时,是其生物学特性从早期相对良性阶段向晚期明显恶性状态演变的重要时期(图2-6-2)。以瘤体直径≤3 cm作为小肝癌的瘤体标准具有病理生物学特性上的客观依据,也表明肿瘤发现越小越好,是恶性肿瘤多阶段演变发展的基本特征;而肿瘤治疗越早越好,是恶性肿瘤临床治疗的基本原则。

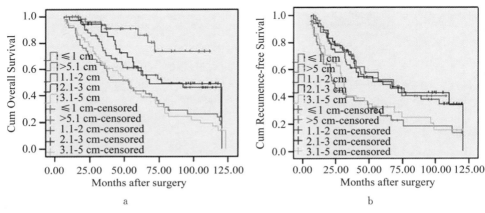

图2-6-1 5种不同瘤体直径肝细胞癌患者的术后Kaplan-Meier生存曲线分析

注:a. 5组患者的总生存(OS)曲线被分为3组:第1组(肿瘤直径≤1 cm),第2组(肿瘤直径1～3 cm),第3组(肿瘤直径>3 cm)(P<0.001);b. 5组患者的无病生存(RFS)曲线被分为2组:1组(肿瘤直径≤3 cm),2组(肿瘤直径>3 cm)(P<0.05～0.01)。

引自:Lu XY(陆新元),Xi T,Lau WY,et al. Pathobiological features of small hepatocellular carcinoma:correlation between tumor size and biological behavior [J]. J Cancer Res Clin Oncol,2011, 137(4):567-575.

但我们在研究中也发现,部分小肝癌可以较早地转入恶性演进阶段,我们甚至在直径<1 cm的微小肝癌中也发现了癌旁肝组织内微血管侵犯,这表明肝癌瘤体积上的"小"并不能简单地等同于生物学行为上的"良",或演进发展阶段上的"早"。因此,外科治疗小肝癌时也应注意保留一定的癌旁有效治疗范围,以减少小肝癌的术后残留和复发。目前,单个肿瘤直径≤1 cm作为微小癌,≤3 cm作为小肝癌已被写入中国肝癌病理诊断规范。

二、复发性肝癌克隆起源模式研究

肝癌术后5年复发率可高达70%以上,是严重影响肝癌手术疗效的主要障碍,而了解术后肝癌复发是来自新生肿瘤(多克隆/多中心起源),还是来自

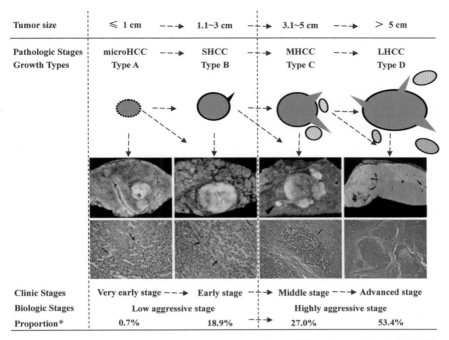

Tumor size	≤ 1 cm	- - →	1.1~3 cm	- ⊹ →	3.1~5 cm	- - →	> 5 cm
Pathologic Stages Growth Types	microHCC Type A	- - →	SHCC Type B	- ⊹ →	MHCC Type C	- - →	LHCC Type D

Clinic Stages Biologic Stages Proportion*	Very early stage - - → Low aggressive stage 0.7%	Early stage - ⊹ → 18.9%	Middle stage - - → Highly aggressive stage 27.0%	Advanced stage 53.4%

*According to 2 417 surgical resected HCCs from Eastern Hepatobiliary Surgery Hospital in 2007.

图2-6-2 小肝癌病理生物学特性多阶段演变发展特点示意图

引自：Cong WM，Wu MC. Small hepatocellular carcinoma：current and future approaches [J]. Hepatol Int，2013，7(3)：805-812.

残留癌细胞复发(单克隆/单中心起源)，对于临床精准制订治疗方案具有重要的实际意义。然而，根据肝癌的组织结构和细胞形态评估难以找到有意义的克隆差异标志物，根据肝癌的术后复发间隔时间评估则不够精准。病理科经过20余年的探索，发现术后复发性肝癌中至少存在6种分子克隆亚型起源模式：Ⅰ型——单结节型多克隆复发；Ⅱ型——单结节型单克隆复发；Ⅲ型——多结节型单克隆复发，伴单克隆来源的多发性转移结节；Ⅳ型——多结节型多克隆复发；Ⅴ型——单结节型多克隆复发，伴复发性肝癌单克隆来源转移结节；Ⅵ型——单结节型多克隆复发，伴原发性肝癌单克隆来源转移结节，研究发表在2013年 *J Am Coll Surgeons* 杂志上(Determination of clonal origin of recurrent hepatocellular carcinoma for personalized therapy and outcome evaluation：a new strategy to hepatic surgery)。根据病理科的检测数据分析，术后肝癌复发来自新生肿瘤(多克隆/多中心起源)占15%～20%，来自残癌复发(单克隆/单中心起源)占80%～85%。

由此也引申出一个值得关注的问题。目前的国际 BCLC 肝癌临床分期将癌结节数量≤3 个、每个结节的瘤体直径≤3 cm 定义为 A 期(早期)。但从肝癌的生物学行为特点和克隆起源模式特点来看,多结节性肝癌也有很大可能来自肝内转移,如此则不宜简单地将其归类为早期肝癌。

因此,对于术后复发性肝癌和多结节性肝癌,通过克隆检测了解肿瘤的起源方式,可以为临床制订个体化治疗方案提供分子依据(图 2-6-3)。有鉴于此,应重视对复发性肝癌和多结节性肝癌克隆起源模式的分子病理诊断技术方法的研究,以便在肝癌分子克隆起源模式检测的基础上,探索建立临床个体化治疗的新路径和新策略。

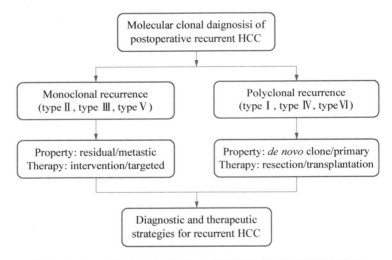

图 2-6-3　基于肝癌术后复发克隆起源模式的诊疗策略示意图

引自:Cong WM, Wu MC. New insights into molecular diagnostic pathology of primary liver cancer: advances and challenges [J]. Cancer Lett, 2015,368(1):14-19.

三、双表型肝细胞癌新亚型研究

双表型肝细胞癌(dual-phenotype hepatocellularcarcinoma, DPHCC)是我们病理科于 2011 年开始报道的一种肝细胞癌新亚型,发生率约占肝细胞癌的 10%,研究发表在 2011 年 *Ann Surg Oncol* 杂志上(Hepatocellular carcinoma expressing cholangiocyte phenotype is a novel subtype with highly aggressive behavior)。在此之前,我们注意到了一种独特现象,即某些在形态学上表现为典型的肝细胞癌,却能同时表达肝细胞性标志物(如 HepPar-1 和

pCEA 等)和胆管细胞标志物(如 CK7/CK19 和 MUC－1 等),血清学上可以同时出现肝细胞癌的 AFP 和胆管癌的 CA19－9 肿瘤标志物升高,呈现出独特的肝细胞系和胆管细胞系双表型特征,但又不是肝细胞癌-胆管癌混合型,最初我们把这种肝细胞癌诊断为"肝细胞癌伴胆管上皮分化"。当我们把这类肝细胞癌与普通型肝细胞癌进行临床病理特征的分组对照研究时,结果显示这类肝细胞癌具有肝细胞癌和胆管癌的双重生物学行为。DPHCC 癌细胞常出现于肿瘤组织的外周区域及微血管癌栓里,表明是在肝细胞癌的侵袭和转移过程中发挥"引导"和"引领"作用的细胞群体,因而恶性程度更高,临床预后更差,提示其为一种独特的病理亚型,故将其命名为双表型肝细胞癌。在 DPHCC 的发生机制上,推测可能是 HBV 等致病因素导致具有双向分化潜能的肝脏前体细胞(HPC)癌变所致(图 2－6－4),并提出了相应的病理诊断依据,而细化肿瘤病理分型应有助于临床细化治疗方案进而提高疗效。

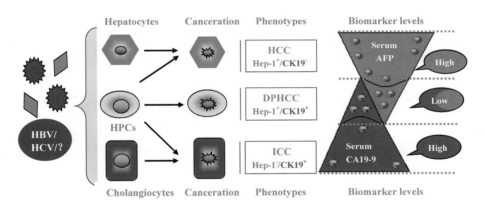

图 2－6－4　双表型肝细胞癌发生机制和临床特点示意图

引自:Cong WM, Wu MC. New insights into molecular diagnostic pathology of primary liver cancer: advances and challenges [J]. Cancer Lett,2015,368(1):14－19.

四、肝癌大体标本"7 点"基线取材方案

过去几十年来,国内外肝脏病理领域还没有统一的肝癌大体标本取材规范,肝癌病理通常将取材的目的聚焦于定性诊断,很少将其与肝癌的生物学特性和临床治疗及预后联系起来。例如,我们知道微血管侵犯(microvascular-invasion,MVI)是导致肝细胞癌手术切除后复发和转移最重要的病理风险因素,严重影响患者的生存率。但文献报道的肝细胞癌 MVI 的检出率差异很

大,在 7.8%～74.4%,这显然与缺乏统一规范的肝癌标本取材方法有很大的关系,也与临床迫切需要评估肝癌术后复发风险的病理学指征存在很大的差距。2014 年,受中国抗癌协会肝癌专业委员会、中华医学会肝病学分会肝癌学组、中国抗癌协会病理专业委员会、中华医学会病理学分会消化病学组、中华医学会外科学分会肝脏外科学组、中国抗癌协会临床肿瘤学协作专业委员会、全国肝胆肿瘤及移植病理协作组 7 个学会/学组的委托,在吴孟超院士和陈孝平院士的指导下,召开了第一次指南制定专家会议,由全国 40 余位肝癌临床和病理专家组成了指南制定专家组,委托东方肝胆外科医院病理科负责起草工作。病理科为此组成了由董辉、冯龙海和朱玉瑶等同事参加的起草小组,查阅参考文献,了解国外做法,总结中国经验,立足于指南"有用、实用、管用"的目标。初稿经专家组反复讨论、修改、补充和完善,于 2015 年发表了《原发性肝癌规范化病理诊断指南(2015 年版)》,提出了有新意的肝癌大体标本"7点"基线取材方案、肝癌 MVI 病理诊断标准与分级方案及免疫组织化学谱应用方案等,受到临床和病理的高度重视与积极评价,后又被吸纳入国家卫生健康委员会组织制定的《肝癌病理诊断规范》和《原发性肝癌诊疗规范》。

针对之前国内外还没有肝癌大体标本取材规范的现状,专家组注重总结中国肝癌病理研究的成果与经验,包括:①理念更新,将以往病理诊断以肝癌的定性诊断为核心,向影响肝癌转移复发的生物学行为诊断拓展;②策略更新,将以往病理诊断主要关注肿瘤细胞和组织的形态描述,向重视 MVI 病理分级等与治疗和预后相关的病理指标拓展;③方法更新,将传统的着重肝癌组织内部取材的方式,向重视癌旁肝组织多点取材拓展。基于对肝癌与癌旁肝组织交界处是肿瘤异质性高度代表性区域,是高侵袭性细胞群体集中分布的区域,是微血管侵犯和卫星结节形成的高发区域,是影响侵袭、转移和术后复发的高风险区域的认识,我国学者通过分组对比研究,提出了肝癌大体标本"7点"基线取材方案,其要点是:①分别在肿瘤标本的 12 点(A 点)、3 点(B 点)、6 点(C 点)和 9 点(D 点)方位上,于癌和癌旁肝组织交界处按 1∶1 取材。②在肿瘤组织内部(E 点)取材 1 块。③分别在距肿瘤边缘≤1cm 范围的近癌旁肝组织处(F 点)和距肿瘤边缘>1cm 范围的远癌旁肝组织处(G 点)各取材1 块(图 2-6-5)。这一方案的基本出发点是在不明显增加病理医师工作强度和患者医疗负担的情况下,最大限度地提高 MVI 的检出率,而肝癌大体标本的规范化取材,则是显微镜下 MVI 准确诊断和分级的基础和前提。

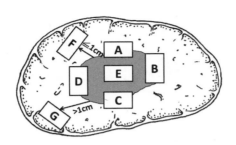

图 2-6-5　肝癌标本"7 点"基线取材方案示意图

引自：中国抗癌协会肝癌专业委员会,中华医学会肝病学分会肝癌学组,中国抗癌协会病理专业委员会,等. 原发性肝癌规范化病理诊断指南(2015 年版)[J]. 中华肝脏病杂志,2015,21(5):321-327.

五、肝癌 MVI 病理诊断标准与分级方案

肝癌手术切除后的 5 年复发率可高达 70%以上。90%以上肝癌患者术后死亡与转移复发有关,而最危险和最核心的病理因素就是 MVI 的形成。因此,病理报告中客观反映 MVI 的发生数量和分布范围就成为临床制订个体化治疗方案和预测预后的重要关切。为此,《肝癌病理诊断指南》提出了 MVI 病理诊断标准:在显微镜下于内皮细胞衬覆的血管腔内见到癌细胞巢团,并提出了 MVI 病理分级方案[MVI=M0:无 MVI;MVI=M1(转移复发低风险):≤5 个 MVI,且仅发生于近癌旁肝组织;MVI=M2(转移复发高风险):>5 个 MVI,或发生于远癌旁肝组织]。此外,MVI 和癌旁卫星灶可视为 HCC 肝内转移行为的连续病理形态,故可一并计入 MVI 病理分级(图 2-6-6)。有时微血管内的癌细胞并非实性成团,而是在血管腔内呈松散悬浮状存在。有研究认为,当松散悬浮癌细胞的数量<50 个,有可能会被宿主免疫杀伤而难以存活,如果悬浮癌细胞的数量>50 个,则有可能形成 MVI 并发生血路转移。因而,当在显微镜下看到微血管内出现松散悬浮癌细胞时,应当计数并在病理报告中单独加以描述,以提示临床注意。目前,临床已经将 MVI 病理分级作为评估肝癌术后复发风险、选择个体化治疗方案及预测手术预后的重要病理学参考依据。今后,还需要在 MVI 的发生机制、移行路径、分布特点、精准识别和分层治疗等方面开展更深入的研究。

六、肝癌免疫组织化学检测谱应用方案

肝脏和肝内胆管系统的瘤样病变或肿瘤性病变有 100 余种之多,加之肝

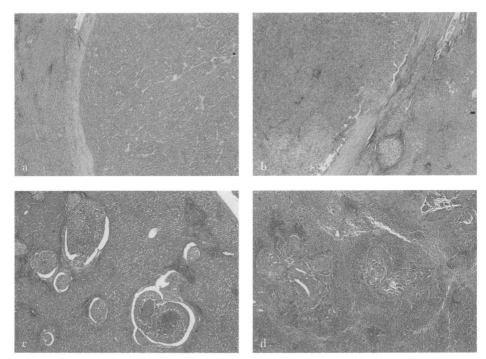

图 2 - 6 - 6　肝细胞癌 MVI 病理分级图示

注：a. MVI＝M0；b. MVI＝M1；c. MVI＝M2；d. MVI 与卫星灶紧密相邻，并脉管相通，提示为序贯生物学行为。

脏转移性肿瘤，鉴别诊断就成为肝脏肿瘤病理诊断的主要工作之一，而科学组合应用免疫组化标志物进行辅助诊断就显得十分重要。为此，《肝癌病理诊断指南》提出了简便实用的免疫组化诊断谱应用推荐方案：①肝细胞性与非肝细胞性肿瘤诊断与鉴别诊断标志物（a. arginase - 1；b. HepPar - 1；c. CD10；d. BSEP；e. pCEA）。②肝细胞性良性肿瘤与肝细胞性恶性肿瘤诊断与鉴别诊断标志物（a. CD34；b. GPC - 3；c. HSP - 70；d. GS）。例如，CD34 免疫组化染色显示的微血管密度和分布特点对于鉴别肝细胞良性、恶性肿瘤具有很好的辅助诊断价值（图 2 - 6 - 7）。

七、肝细胞癌的癌前病变与原位癌的病理诊断

　　肝细胞癌（HCC）的癌前病变多是指在 HBV/HCV 肝炎相关肝硬化基础上形成的低度异型增生结节（low-grade dysplastic nodule，LGDN）和高度异型增生结节（high-grade dysplastic nodule，HGDN），其中尤以 HGDN 的癌

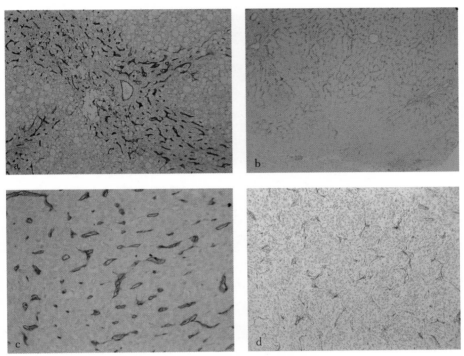

图 2-6-7 肝脏常见肿瘤 CD34 免疫组化染色特点

注:a.肝局灶性结节性增生。微血管沿纤维瘢痕两侧边缘分布,并逐渐消失于纤维瘢痕或纤维间隔的末梢,肿瘤其余区域无微血管染色;b.肝细胞腺瘤。微血管呈斑片状不规则分布,与无微血管染色空白区域相间存在;c.肝细胞癌。微血管以全肿瘤区域内均匀弥漫分布为主,可勾勒出癌小梁状轮廓,称之为"肝细胞癌型 CD34 染色";d.肝内胆管癌。微血管稀疏杂乱,呈枯枝状分布。

引自:Cong WM. Surgical pathology of hepatobiliary tumors. Springer Nature Singapore Pte Ltd, and People's Medical Publishing House,2017.

变风险最大,也是 HCC 最具代表性的癌前病变。在细胞学水平上,LGDN 多出现大细胞变,肝细胞与细胞核体积均增大,核染色质浓染及多核,是经典意义上的肝细胞不典型增生;HGDN 多出现小细胞变,肝细胞体积缩小,核体积相应增大并呈拥挤排列的表象,伴有细胞核轻度异型。

目前有关 HCC 原位癌的病理研究报道还不多见。在当前国际上广为使用的肝细胞癌 BCLC 临床分期中,将瘤体直径≤2 cm 的单结节 HCC 定义为 0 期/极早期(原位癌)。然而从组织病理学的角度来说,HCC 的原位癌应该是指肝小叶最小组织学结构单位,即肝细胞索内发生的癌变,代表着癌变早期最初始的组织和细胞学形态。此时尚未出现明显的浸润性生长和结节形成,仍可以见到类似正常肝组织的肝板轮廓和肝窦间隙(图 2-6-8a)。此外,肝硬化假小叶等肝病背景下也可以发生局部癌变形成原位癌(图2-6-8b)。因此,HGDN可被视为癌变发生前的"门槛期"病变,病理诊断难度较大,尤其要注意与高分化小肝细胞癌的鉴别诊断。

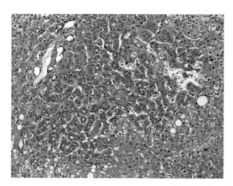
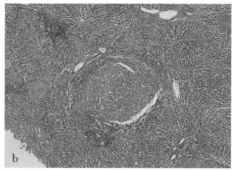

图2-6-8　HCC原位癌

注:a. 高度异型增生结节癌变,形成原位癌;b. 肝硬化假小叶中央癌变,形成原位癌。

八、高分化小肝细胞癌的病理诊断

本文中,高分化小肝细胞癌(well-differentiated small HCC,wsHCC)是指Edmondson分化Ⅰ级,直径<3 cm的wsHCC乃至直径<1 cm的微小癌,或者说是WHO高分化HCC中的更细分层。wsHCC由于仅有轻微至轻度的结构异型和细胞异型,其表象常常会以假乱真、真假难辨,在与HGDN及其他的肝细胞性良性肿瘤做鉴别诊断时甚为困难,很容易造成疑惑或陷阱,是肝脏肿瘤临床病理诊断工作中经常会遇到的疑点和难点,因此wsHCC的病理诊断与鉴别诊断特点也备受关注。病理科的同事们在工作实践中,逐步摸索出一些经验和体会,归纳起来就是注意把握以下七个基本要点。

(1)问史:wsHCC患者多有HBV/HCV感染史、肿瘤家族史或其他能引起慢性肝炎和肝硬化的肝病史,具有HCC高危人群的一般特点;多伴有血清AFP及AFP异质体等相关肿瘤标志物的升高;多具有影像学上肿瘤内部造影剂"快进快出"等特征。因此,在确定或排除wsHCC的病理诊断之前,首先应详细了解这些临床基本信息,这对于把握正确的病理诊断方向至关重要。当然,极少数wsHCC患者并无HBV/HCV感染史,甚至也无明显的异常肝病组织学背景,此时更需要精细观察与谨慎评估。

(2)两密:与肿瘤周围肝组织相比,wsHCC的细胞密度(图2-6-9a)和

CD34 染色阳性微血管的密度(图 2-6-7c)可有不同程度的增加,但增加的强度和范围也会受到肿瘤大小、演进阶段及生长方式等诸多因素的影响。

(3)两宽:与肿瘤周围肝组织相比,wsHCC 组织的小梁结构因癌细胞排列层次的增多而增宽,同时癌小梁之间的窦隙可有不同程度的增宽。但需要指出的是,细梁型 wsHCC 的小梁也常会呈类似正常肝板的单层细胞排列,因而需要慎重识别(图 2-6-9)。

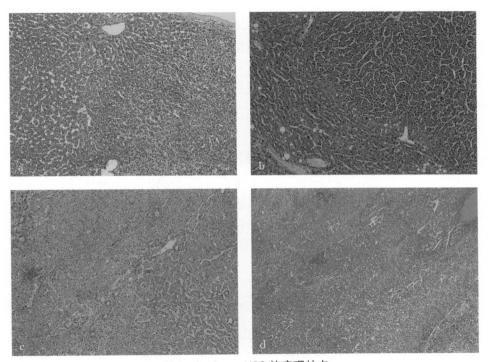

图 2-6-9 wsHCC 的病理特点

注:a. 癌细胞密度(右侧区域)较周围肝组织(左侧区域)轻度增加;b. 癌小梁宽度(右上区域)较周围肝组织(左下区域)轻度增宽;c. 癌小梁间窦隙(右下区域)较周围肝组织(左上区域)轻度增宽;d. 癌小梁(右下区域)与癌旁肝组织肝板(左上区域)相互移行过渡,无明显分界。

(4)找边:wsHCC 的肿瘤局部免疫反应往往不充分,常常处于没有包膜形成的早期演进阶段,甚至有时因不易识别肿瘤的边界而难以找到肿瘤区域。以下列举的一些肿瘤边界特点或许有助于对 wsHCC 的识别:①移行,癌小梁与邻近肝小梁之间相互自然移行,无明显的边界痕迹(图 2-6-9d);②挤压,癌组织呈膨胀性生长,局部轻度膨出并推挤周围肝组织;③渗透,以单个或数个癌细胞跳跃式侵入周围肝组织,呈不连续的散点状生长;④色差,与邻近肝细胞相比,wsHCC 的细胞质偏嗜碱性或偏嗜酸性;⑤小胆管板反应缺失,CK7/CK19 免疫组化染色显示,连续性反应性增生的小胆管板在肿瘤边缘区域会出现局部缺如现象,等等。此外,wsHCC 常会出现假腺管结构和脂肪变性等表现,也需要引起重视。

(5)查谱:正确的 wsHCC 病理诊断需要在长期的肝脏病理诊断实践中积累经验。为了避免主观误差,合理的免疫组化谱的应用具有重要的客观辅助诊断价值,有时甚至是决定性的诊断依据。然而,wsHCC 的组织学形态和免疫组化表型有时会出现很大的异质性,其病理特点与肝细胞性良性肿瘤会有不同程度的相互重叠,而且 GPC‐3、CD34、GS 和 HSP‐70 等肿瘤标志物的表达也会存在较大的差异性或异质性。因此,在分析标志物谱的表达特点时,应注意不同类型标志物之间的相互验证,不要轻易根据单个标志物的不典型表达而做出诊断。对于 HBsAg 免疫组化染色阳性的肝细胞性肿瘤更需要注意排除 wsHCC。

(6)辅助指标:如通过网状纤维染色,可以观察 wsHCC 是否出现网状纤维缺失、梁索增厚或排列紊乱;还可以做 Ki‐67 和 p53 免疫组化检查及基因组微卫星不稳定等基因标志物检测以辅助诊断。总之,对于 wsHCC 的病理诊断,在实际工作中需要多角度和多指标地加以综合分析。

(7)鉴别诊断:对于疑似 wsHCC 的病变,除了参考上述病理诊断要点之外,还应注意考虑是否具有充分的鉴别诊断依据,并逐一加以证实或排除。

九、开展肝癌病理大数据多中心研究

2017 年 8 月开始,在中国抗癌协会肿瘤病理专业委员会前后两届主任委员步宏教授和杜祥教授的积极组织和中科院北京基因组研究所凌少平博士技术团队的大力支持下,我们牵头全国 31 家医院病理科开展肝癌多中心研究,建立了专业化的肝癌病理大数据处理技术平台。从提交的近 10 万例肝癌病例中,筛选了 5.7 万例有效肝癌病理数据。统计分析显示,目前已有 87.1% 的单位采用了"7 点"基线取材方案,83.9% 的单位采用了 MVI 病理分级方案,74.2% 的医院同时采用了"7 点"基线取材方案和 MVI 病理分级方案,16.7% 的医院完整使用了 HCC 免疫组化谱诊断方案。一项肝癌临床问卷调查显示,临床医师对"7 点"基线取材方案和 MVI 病理分级方案的掌握率分别达到 56.8% 和 87.7%。这提示自 2015 年以来,在国家卫健委及多个临床和病理学会的积极组织和推动下,我国《肝癌病理诊断规范》从零起点开始推广普及,已

开始取得明显成效,我国肝癌规范化病理诊断整体水平有了显著提高。

十、开展肝脏移植病理诊断特点研究 ⊙

以往肝移植肝穿刺组织送达病理科诊断时,多采用传统的冷冻切片的方式进行快速诊断。但我们在实践中发现,冷冻切片由于组织固定不佳,常难以清晰地观察到肝小叶汇管区内急性排异反应的"三联征"形态特点,因而有导致诊断偏差的可能。为此,病理科顾怡瑾、冼志红和俞花等经过摸索,建立了快速石蜡制片方法,切片质量能与常规石蜡组织切片相媲美,但优于常规冷冻切片,可在 2～3 小时内完成组织制片,为快速肝移植病理诊断提供了有力的技术支持。研究发表在 2010 年临床与实验病理学杂志上(肝移植穿刺活检组织快速石蜡制片方法探讨)。迄今,病理科已经完成 2000 余例次肝移植肝穿刺病理诊断,牵头编写肝脏移植病理专著、制定肝脏移植病理诊断指南、成立移植病理医师学组,获得了医疗成果,形成了医疗特色。

十一、肝内胆管癌(Intrahepatic cholangiocarcinoma, ICC) ⊙

ICC 是继 HCC 之后第二常见的肝脏恶性肿瘤。根据我科之前发表的统计数据,排在我院手术切除肝脏恶性肿瘤病理诊断前两位的 HCC 和 ICC 分别占 90.2% 和 8.2%。与 HCC 相比,以往对 ICC 的精细化和精准化病理诊断还较为薄弱。不过近十年来,对大胆管型、小胆管型、细胆管型和伴胆管板畸形等 ICC 组织学亚型的形态特点、免疫表型、分子变异、生物学行为和临床预后等方面的研究也取得了许多新进展,积累了许多新认识。为此,适时探讨 ICC 规范化的组织学亚型病理诊断的方式方法,对于提高我们的 ICC 病理诊断水平具有实际的指导和借鉴意义。

今后,我们还要注重总结中国肝癌病理规范化诊断的新成果和新经验,着重探讨对临床制订治疗方案和预后及复发风险因素评估有实际指导意义和参考价值的病理诊断新指标和新方案,积极回应临床提高肝癌疗效的需求和关切,努力形成中国肝癌病理学规范化诊断特色,不断提高我国肝癌整体规范化病理诊断的水平。

第七节　集思广益

随着医院的快速发展,病理科从最初的人员稀少、各自负责的工作方式,逐渐开始向有 20 多人的团队协作、梯队培养的工作模式转变。科室虽小，事无巨细，在这一过程中，病理科需要逐步建立和完善各种规章制度，形成科学的工作模式和规范的技术流程，增强科室建设和专业发展的敏感性与行动力，探索形成肝脏外科专科病理的医疗特色、学术特点和研究方向，摸索针对科室不同特点人员的培养方式和科室的科学管理方法，注重营造团结协作、大气谦和的集体氛围。面对种种新情况和新问题，病理科的同事们群策群力，学习和借鉴同行的先进经验，按照形成肝胆外科专科病理诊断特色的总目标，做了以下一些探索和尝试。

适时成立病理诊断组、分子病理组、免疫组化组和常规病理组 4 个专业组，选派责任心和能力强的人员担任组长。各专业组在组长的带领下科学管理、分工合作，工作富有成效。

适时在两个院区先后建立了 PCR 分子病理实验室，都通过了上海市临床检验中心的验收，成为较早一批具有资质开展临床肿瘤分子检测的病理科。

适时摸索自建大体标本取材记录—显微镜下描写—病理报告打印—电子报告存档一体化的病理诊断计算机管理系统，成为较早实现病理诊断从手写笔记的传统工作模式转换为计算机化全流程管理的病理科。

适时根据病理医师配置不足的情况，学习和借鉴国外病理科的通行做法（图 2-7-1），较早开始探索病理医师助理（PA）工作模式，努力保障病理科在

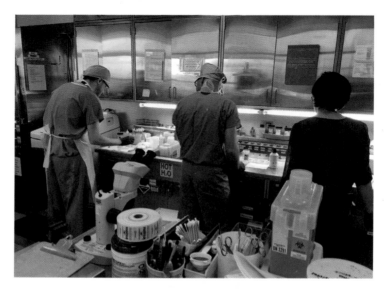

图 2-7-1　在美国学术访问期间了解病理医师助理的工作模式

两个院区医疗工作的有序运行。

适时构建了基于肝胆肿瘤疾病谱和免疫组化标志物谱的专科病理诊断模板,较早实现了肝胆肿瘤专科病理诊断的模板化和规范化。

适时牵头探讨贴近临床需求并具有中国实践经验的肝癌病理诊断规范,主持制定了肝癌专科病理诊断指南并在全国推广应用,努力发挥专科病理应有的引导、示范和带动作用。

适时牵头制定和更新肝移植病理诊断指南;适时对肝脏移植病理诊断病例实行计算机档案管理,建立了基于快速石蜡组织制片的肝脏移植病理诊断流程,建立了1860余例次的肝移植肝穿刺病理组织库,形成了较为成熟的肝脏移植病理诊断工作常规。

适时安排新入科的人员参与科室在研课题,使他们尽快掌握研究思路和技术方法,通过开展第一个研究、发表第一篇论文、参编第一本专著、获得第一项基金和取得第一项成果,找到其专业兴趣点,为个人事业发展扶一把、开好头、起好步。通过这样的培养方式,病理科的多数主系列人员都获得了国家自然科学基金课题,中级职称以上人员都发表了中英文学术论文,许多同志也都成为科室各项科研成果奖的获得者。

适时邀请院外病理专家来科授课、读片及会诊,以尽快适应安亭新院区临床亚专业日益多样化对病理诊断的需求(图2-7-2)。

历经数十载磨合,病理科团队更加默契,大家都在以自己的专业精神和职业素养为病理诊断保驾护航。常规病理组的同事在周末和节假日轮班成为常态,为的是让医师在周一上班即能看到病理切片而及时发出诊断报告;取材室的同事秉承科室"一盘棋"的理念,与医师密切配合,成为得力助手;夜幕下的免疫组化室里时常能看到同事还在忙碌的身影;为了获取精准的分子病理检测结果,分子病理组的同事制订了繁杂但严谨的质检标准,每年要通过上海市质控中心的严格考核;为了医疗和科研"两条腿走路",医师组重视科研、勤于笔耕,成为科室科研成果和国家自然科学基金课题的主要承担者;"团结协作、医疗为上"已成为全体同事的行动自觉;科室里既有集体活动时的欢声笑语,也有查找问题时的开诚布公(图2-7-3)。

自2015年安亭新院区运行以来,医院的总床位数成倍增加,医院开始向"大专科、小综合"的新模式转型发展。病理诊断范围也从最初的以肝胆系统肿瘤为主,逐步向消化道外科、胸外科、泌尿外科、甲状腺乳腺外科、骨科、神经外科、妇产科、肝胆内科、内镜科、肿瘤科、皮肤科、眼科及口腔科等临床学科拓

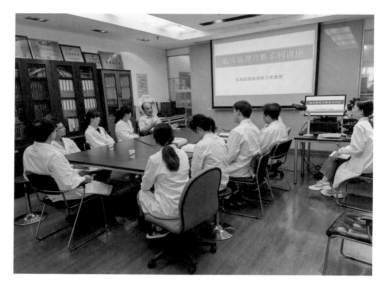

图2-7-2　邀请长海医院病理科林万和教授做亚专科病理诊断系列讲座

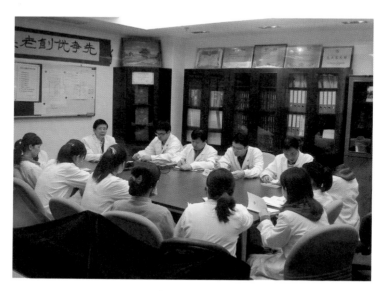

图2-7-3　病理科科务会讨论科室工作

展，这给病理科的进一步发展带来了新挑战和新机遇，需要病理科有新思路、新探索和新作为。

第八节　温故知新

　　回顾东方肝胆外科医院的建院历程，也可以说是一段在吴孟超院士的带领下，发奋图强、勇攀高峰的奋斗历程。诚然，现在病理科的工作条件相比以往有了明显改善，专业发展也有了一定的进步。但病理科起点低、基础弱，尽管科室有竭力带领团队前行之努力，也有尽心培养同事成长之付出，但仍存在许多短板和不足，还有一些预期目标尚未实现，创建肝胆外科专科病理特色仍任重道远。然而，无论如何，病理科的同事们都将勤奋做事、勤勉做人。当前，医院两个院区共计1800余张床位在同步运行，在医师少、任务重的情况下，病理科分成了两套工作体系全力应对。此时病理科全体同事更需要按照病理科工作守则的要求："向吴孟超院士学习，努力做到思想素质好、业务技术精、团结守纪律、创新争一流"，发扬忠于职守、甘于奉献的团队精神，关键时刻站得出、顶得上、靠得住，确保两个院区的病理诊断工作平稳有序进行，齐心协力地完成好医疗、科研、学术和科室建设等各项工作任务。

　　为此，病理科的同事们本着常思不足、细照笃行之初衷，由诊断组组长董辉副教授、分子组及免疫组化组组长冼志红副主任技师和常规病理组组长俞花主管技师牵头，组织大家从一些零星的回忆和记录中，收集整理了病理科近40年来所做的一些琐碎之事。医院曹希和袁小南等同志也热心提供资料。但因时过境迁，加之文笔不佳，遗漏和不足之处在所难免，仅从一个侧面反映病理科的同事们不以事小而不为，不因短处而自馁，钝学累功和锲而不舍的精神。

　　我们病理科虽然只是医院里的一个小科室，但团队的表现在某种程度上也会影响医院的整体医疗水平。每每想到这是吴孟超院士创建的医院，我们是这所医院中的一员，病理科的同事们就会自感有一种压力和责任。病理科取得的点滴进步，与全科同志恪尽职守、聚沙成塔的实干精神密不可分，其中也包括在之前几十年间离开科室的同志及历届研究生的付出和努力。此外，医院派出到病理科的张建斌同志，以及物业派出到病理科的王善秀和刘娟同志等也都是病理科集体的一分子，也都在各自的工作岗位上尽职尽责，兢兢业业，为病理科的有序运行做出了自己的贡献。如果说病理科之前所做的工作是在医院前期发展阶段经历的"小考"，那么在医院今后的发展新征程上，我们还将面临更加艰巨的"大考"。病理科的同事们一定会不负韶华，锐意进取，努力推动科室建设迈出新步伐,再创新佳绩。

我们要特别感谢恩师吴孟超院士为病理科的建立、建设和发展付出的巨大心血。病理科取得的每一点进步都体现了吴老的关怀和厚爱,饱含着吴老对病理科的深情勉励和殷切希望。吴老每一次过问病理报告和提出要求,都是一次对我们工作的实际检验,也都是一次提高我们病理诊断水平的宝贵契机。病理科谨以此总结作为向老师的一份汇报,并借此表达病理科全体学生对老师吴孟超院士最衷心的感谢和最崇高的敬意。

（丛文铭 董 辉 冼志红 俞 花）

第三章　杂记篇

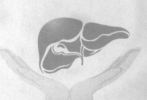

第一节　初建病理

1980 年　调入张秀忠担任病理技术员。

1982 年　在长海医院病理科的帮助下开展病理诊断。当年常规病理诊断数
　　　　99 例。

1984 年　吴孟超院士招收首名病理学硕士研究生（丛文铭）（图 3 - 1 - 1）。

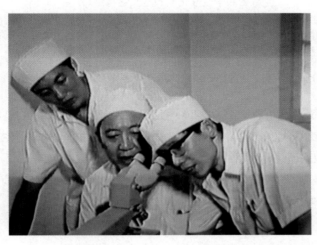

图 3 - 1 - 1　吴孟超院士指导研究生殷正丰和丛文铭开展科研工作

1986 年　丛文铭获卫生部、中华医学会、中国抗癌协会"全国第一届中青年医学学术交流会(肿瘤)"优秀论文二等奖(图像分析技术在肝细胞癌和异型增生肝细胞研究中的应用及其意义)。

1987 年

◆ 病理科首名硕士研究生丛文铭毕业(学位论文:肝细胞癌 DNA 含量及其形态特征定量测定的临床病理学意义)(图 3-1-2)。

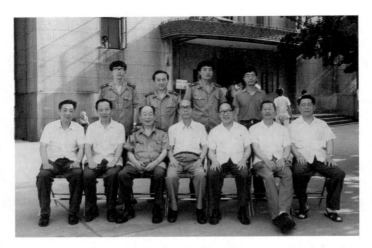

图 3-1-2　硕士研究生学位论文毕业答辩专家委员会的专家与研究生导师和学生殷正丰和丛文铭合影

注:导师吴孟超教授(右三);答辩委员会主席汤钊猷教授(上海中山医院肝癌研究室,前排中间),答辩委员会委员刘振华教授(第二军医大学病理教研室,右一),祝鸿耀教授(上海瑞金医院消化内科,右二),叶天星教授(第二军医大学免疫学教研室,左三),张晓华教授(长海医院肝胆外科,左二),陈汉教授(长海医院肝胆外科,左一);学术秘书吴伯文教授(长海医院肝胆外科,后排左二)。

◆ 吴孟超院士招收首名病理学博士研究生(丛文铭)。

◆ 丛文铭获上海市青年自然科学基金(早期肝细胞癌病理生物学特性的动物实验及临床研究,项目编号 87YB01007)。

◆ 肝胆外科主任吴孟超教授,肝胆外科副主任陈汉教授带领丛文铭参加全军医学科学技术大会(图 3-1-3)。

1988 年

◆ 丛文铭获军队"七五"医学攻关课题专题项目(小肝细胞癌 DNA 含量及其形态特征的定量研究,课题编号 Ⅳ-23-061-069)。

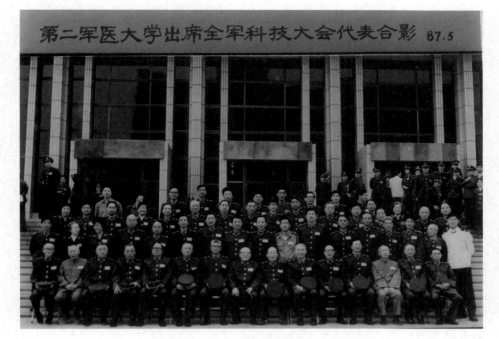

图 3-1-3　第二军医大学出席全军科技大会的代表合影

注:前排右五为吴孟超教授,第三排左八为陈汉教授,左九为丛文铭。

◆ 病理科发表首篇中文学术论文:丛文铭,吴孟超. 图像分析技术对肝细胞癌 DNA 含量的定量研究[J]. 中华肿瘤杂志,1988,10(5):367-369.

◆ 病理科发表首篇国内英文期刊论文:Cong WM, Wu MC. Significance of clinicopathology in quantitative measurement of DNA content in hepatocellular carcinoma [J]. J Med Coll PLA, 1988,3(2):153-156.

1989 年

◆ 丛文铭,吴孟超获军队科技进步奖三等奖(肝细胞癌 DNA 含量以及形态特征的定量测定及其临床病理学意义,证书号 89-3-145-1)。

1990 年

◆ 病理科发表首篇 SCI 收录论文:Cong WM, Wu MC. The biopathologic characteristics of DNA content of hepatocellular carcinoma [J]. Cancer, 1990,66(4):498-501.

◆ 丛文铭获第五次全国中青年医学学术交流会(普外)一等优秀论文奖(早期肝细胞癌病理生物学特性的动物实验及其临床研究)。图 3-1-4 为参

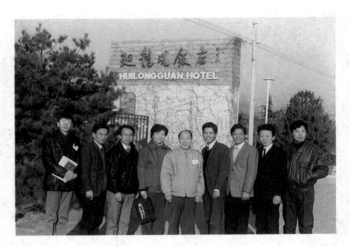

图 3-1-4　吴孟超院士率领学生参加第五次全国中青年医学
学术交流会（普外）在住地合影

注：从右至左为殷正丰，张永杰，屠振兴，严以群，吴孟超院士，孙君泓，张世民，杨甲梅，丛文铭。

会人员合影。

◆　病理科首名博士研究生毕业暨成果鉴定会召开（丛文铭，学位论文：早期肝细胞癌病理生物学特性的动物实验以及临床研究）（图 3-1-5），导师吴孟超教授，张晓华教授，陈汉教授。

著名肝癌研究专家汤钊猷院士两次欣然受邀担任丛文铭的硕士和博士研究生学位论文毕业答辩委员会主席，之后每次见到汤老，都会得到汤老的亲切指导和热情鼓励。汤老还曾寄来他主编和亲笔签名的大作，特别是近年汤老不顾年高事巨，亲笔赐稿，成就了我们专著的编写，能获得汤老前辈的不吝指教深感荣幸。

◆　丛文铭晋升长海医院肝胆外科/肝胆外科研究所副研究员。

◆　1990 年，全年常规病理诊断数 456 例。

<h2>第二节　初始探究</h2>

1991 年

◆　丛文铭获病理科首个国家自然科学基金面上项目（双重原位杂交技术建立及对 HBV DNA 与癌基因关系的研究，项目编号 39070386）。

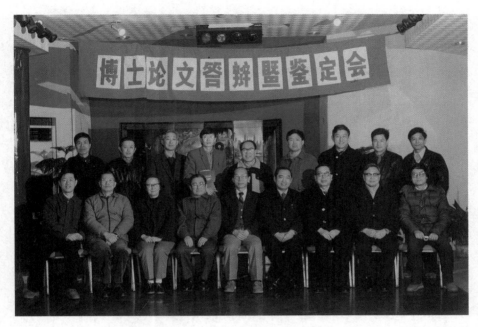

图 3 - 1 - 5 病理科首名博士研究生学位论文毕业答辩暨科研成果鉴定专家委员会专
家、上海市科委领导、长海医院领导、博士研究生导师与学生合影

注：前排答辩委员会主席汤钊猷教授(上海医科大学肝癌研究所,中间),答辩委员会委员祝鸿耀
教授(瑞金医院消化内科,左二),应越英教授(上海医科大学病理教研室,左三),江绍基院士(仁济医
院消化疾病研究所,左四),曹世龙教授(肿瘤医院,右四),王瑞年教授(上海第二医科大学病理教研
室,右三),董荣春教授(第二军医大学病理教研室,右二),后排博士研究生导师吴孟超教授(左五),
陈汉教授(左三),学术秘书屠振兴教授(长海医院肝胆外科研究所,后排右一)。

◆ 参编专著：Cong WM，Wu MC，Zhang XH，Chen H，Zhang XZ.
Detection of HBV-DNA by *in situ* hybridization and measurement of DNA
content by image analysis technique in cirrhotic tissues. In：Tang ZY（ed）.
Advances in liver cancer and hepatitis research — 1991 Shanghai
International Sympodium on Liver Cancer and Hepatitis. Shanghai：Shanghai
Medical University Press.

◆ 丛文铭获中华医学会病理学分会第一次全国中青年学术会议(图 3 - 2 - 1)
十名优秀论文奖之一(肝癌癌前病变 HBV，AFPmRNA，*ras* 癌基因产物 P21
原位杂交与免疫组化及 DNA 含量与核形态特征图像分析仪测定研究)。

◆ 丛文铭获军队"八五"医学攻关课题专题项目(人肝癌癌前病变分子病
理特征及其临床意义的研究,课题编号 91A018 - 0052)。

◆ 长海医院肝胆外科举行吴孟超院士和吴佩煜教授从医 48 周年暨七十

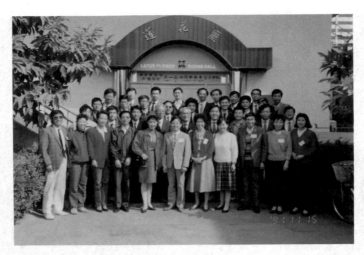

图 3-2-1　参加中华医学会病理学分会第一次全国中青年学术
　　　　　会议的评审专家与代表合影

华诞活动,学生们向老师表达深情的祝福和感谢(图 3-2-2)。

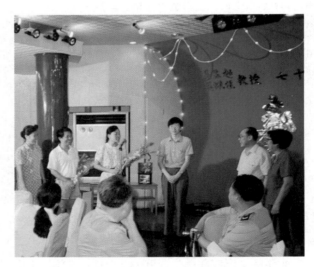

图 3-2-2　学生们向吴老和吴师母献花致敬

1992 年

◆ 丛文铭,吴孟超,张晓华,陈汉,韦正,张秀忠获军队科技进步奖二等奖
(早期肝细胞癌病理生物学特性的动物实验及其临床研究)(图 3-2-3)。

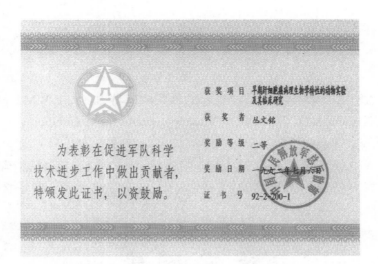

获奖项目 早期肝细胞癌病理生物学特性的动物实验
及其临床研究
获 奖 者 丛文铭
奖励等级 二等
奖励日期 一九九二年七月六日
证 书 号 92-2-200-1

为表彰在促进军队科学技术进步工作中做出贡献者，特颁发此证书，以资鼓励。

图 3-2-3 军队科技进步奖二等奖证书

◆ 在吴孟超院士带领下赴香港参加 Milson T. S. Wang International Surgical Symposium(Cong WM. Surgical significance of small hepatocellular carcinoma：An analysis of ninety-three cases)（图 3-2-4）。

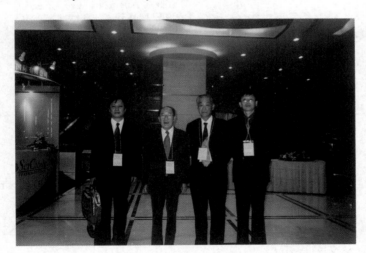

图 3-2-4 吴孟超院士、陈汉教授带领学生沈峰和丛文铭参加香港学术会议

◆ 发表论文"术后复发性肝癌单克隆和多克隆两种起源模式的 DNA 倍体差异特征的研究结果"：Cong WM，Wu MC，Chen H，Zhang XH. Studies on the clinical significance of the clonal origins of recurrent hepatocellular carcinoma [J]. Chin Med Sci J，1992，7(2)：101-104.

◆ 丛文铭晋升长海医院肝胆外科/肝胆外科研究所研究员。

1993 年

◆ 提出中国女性肝细胞癌患者的临床病理特点：Cong WM，Wu MC，Zhang XH，Chen H，Yuan JY. Primary hepatocellular carcinoma in women of Mainland China [J]. Cancer，1993，71(10)：2941-2945.

◆ 丛文铭获《实用外科杂志》和《中华外科杂志》"全国普外科中青年优秀论文竞赛"一等奖(人体肝癌 FCM 测定与化疗药物敏感关系)(图 3-2-5)。

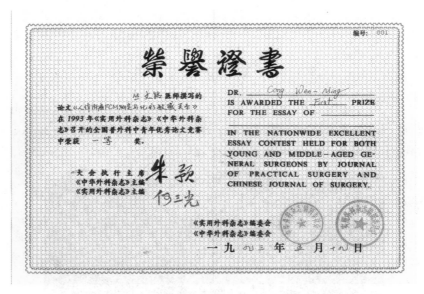

图 3-2-5 "全国普外科中青年优秀论文竞赛"一等奖证书

◆ 丛文铭受邀赴泰国曼谷参加第十一届亚太地区肿瘤会议(Characterictic changes of DNA stemlines during hepatocarcinogenesis in rats)。

◆ 第二军医大学附属东方肝胆外科医院(长海医院院中院)成立,列编病理研究室(丛文铭任主任)。

◆ 病理科获批首名硕士研究生导师(丛文铭)。

1994 年

◆ 吴孟超院士的硕士研究生在病理科完成学位论文并通过毕业答辩(刘彦君,双重原位杂交方法的建立及对肝癌癌基因与肝炎病毒的定位研究；王皓,原发性肝癌的体外化疗敏感性试验及多重耐药基因谷胱甘肽 S 转移酶在肝癌中的表达)。

◆ 病理科装备图像分析仪,开展肝癌与癌前病变肝细胞不典型增生在细胞形态定量参数上的差异性和奇异性研究,包括 DNA 含量光密度值测定、细胞与细胞核的面积、周长、最大卡规径、最小卡规径、等面积圆直径、圆形指数及形状指数等(图 3-2-6)。

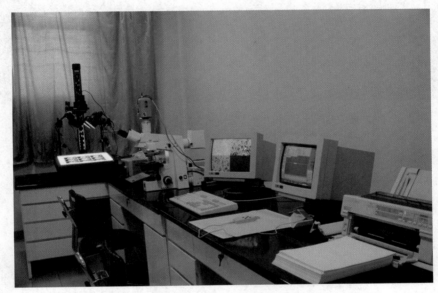

图 3-2-6 病理科装备图像分析仪开展细胞定量病理学研究

◆ 丛文铭受邀赴日本广岛参加 The 8th International Conference of the International Society of Differentiation (ISD)(Pathobiologic characteristics of human liver cell dysplasia)。

1995 年

◆ 吴孟超院士带领丛文铭参加新加坡第十二届亚太地区肿瘤会议(Studies on the clonal origins of recurrent hepatocellular carcinoma)(图 3-2-7)。

◆ 丛文铭,吴孟超,张晓华,陈汉,张秀忠获国家科技进步奖三等奖(早期肝细胞癌生物病理学特性的系列研究)(图 3-2-8)。

◆ 丛文铭获"八五"期间长海医院中青年先进科技工作者。

◆ 王一晋升副主任医师、副教授。

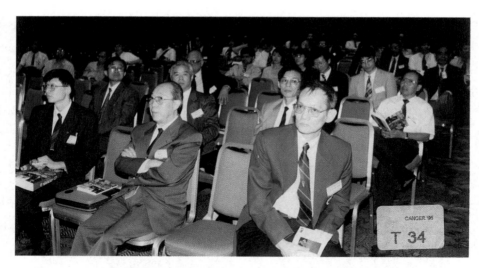

图3-2-7 吴孟超院士(前排中间)带领丛文铭参加第十二届亚太地区肿瘤会议

1996 年

◆ 丛文铭,吴孟超,王一,张秀忠,陈汉,张晓华,姚晓平获军队科技进步二等奖(肝脏肿瘤外科临床及病理学特征的研究)(图3-2-9)。

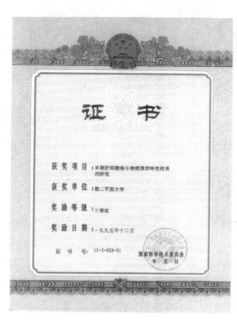

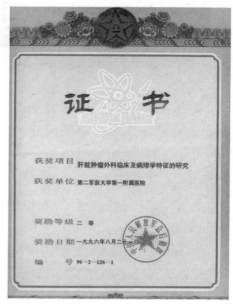

图3-2-8 国家科技进步奖三等奖证书　　图3-2-9 军队科技进步二等奖证书

◆ 刘彦君,丛文铭,张秀忠获 1996 年度第二军医大学学报优秀论文(应用双重原位杂交技术定位检测肝细胞癌中乙型、丙型肝炎病毒)。

◆ 病理科获批首名博士研究生导师(丛文铭)。

◆ 丛文铭受邀参加国际病理学会香港分会(HKIAP)第五届学术年会(Clinicopathologic features of 3160 cases of primary hepatic tumors of China)(图 3-2-10)。

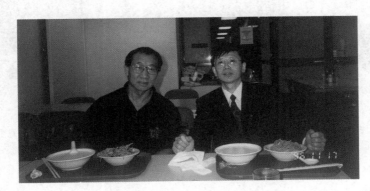

图 3-2-10 丛文铭赴香港参加 HKIAP 第五届学术年会期间,受时任香港中文大学医学院院长、病理解剖及细胞学系主任李川军教授的邀请,参观学习香港中文大学医学院病理系,在员工餐厅用工作餐

◆ 为改变对大体标本取材描述的手工记录和对病理诊断报告描述的手写模式,建立了"大体标本取材描述录入—显微镜下描述录入—病理诊断书写录入—病理报告打印—病理报告存档查询一体化计算机病理诊断系统"并投入常规使用,优化了工作流程、提高了工作效率和病理诊断的准确性。

1997 年

◆ 丛文铭参加在第三军医大学召开的第一届全军诊断病理学术会议(肝脏移植免疫排异的病理诊断)(图 3-2-11)。

◆ 丛文铭参加上海第 4 次国际病理学会中国区分会及中华医学会病理学分会联合学术会议(Invited Speaker:Expression of AFP gene in hepatocellular carcinoma and its pathobiologic significance)。

◆ 丛文铭获"九五"军队医药卫生杰出中青年科研基金(1996 卫科训字 95 号)(肝细胞癌克隆起源特征及其术后复发机理的研究)(图 3-2-12)。

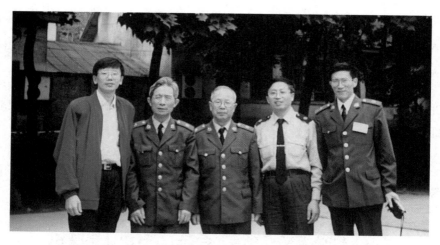

图 3-2-11 参加第一届全军诊断病理学术会议

　　注：丛文铭与原第三军医大学病理教研室的前辈和领导史景泉教授（左二），陈意生教授（左三），刘友生教授（右二），卞修武教授（右一）合影。

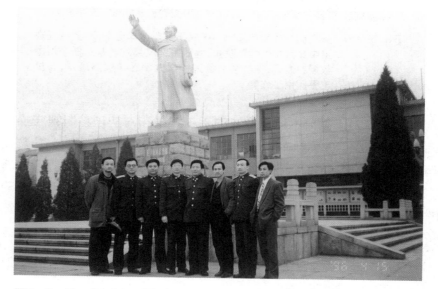

图 3-2-12 参加"九五"军队医药卫生杰出中青年科研基金评审

　　注：（左三起）参评人员：李兆申教授，丛文铭教授，梅长林教授与第二军医大学及长海医院和长征医院科研部门的负责人合影。

　　◆ 张秀忠获全军第二届病理技术学术会议优秀论文（应用 ABPAS 混合染色液测定肝癌组织中黏蛋白）。

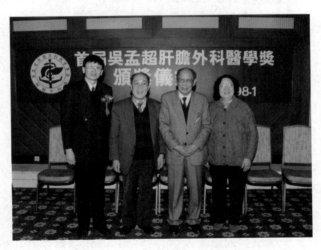

◆《健康报》与东方肝胆外科医院和吴孟超肝胆外科医学基金理事会联合举办"肝癌防治知识竞赛",其中刊登了丛文铭教授撰写的科普文章"肝癌的病理学特点"。

◆ 丛文铭荣立个人三等功。

1998 年

◆ 主编专著:肝胆肿瘤病理学彩色图谱。学术顾问吴孟超,武忠弼,主编丛文铭,副主编王一。获 1999 年华东地区科技出版社第十二届优秀科技图书一等奖。

◆ 丛文铭获"上海市卫生系统百名跨世纪优秀学科带头人培养计划"项目资助(培养计划书编号 98BR007)。

◆ 丛文铭获解放军总后勤部"科技银星"。

◆ 丛文铭获第一届"吴孟超医学科技奖"二等奖(图 3-2-13)。

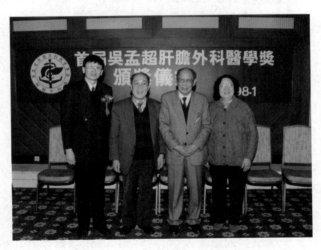

图 3-2-13　参加第一届上海吴孟超医学科技基金会"吴孟超医学科技奖"颁奖仪式

注:吴孟超院士、裘法祖院士和吴佩玉教授与获奖学生丛文铭亲切合影。

◆ 丛文铭获国务院政府特殊津贴。

◆ 病理科获第二军医大学"先进科室"表彰。

◆ 吴孟超院士带领丛文铭赴美国芝加哥参加第 49 届美国肝病研究学会年会(AASLD),并受邀参观芝加哥 Rush 大学医学中心,并看望了学校在圣路易斯华盛顿大学留学的学生(图 3-2-14)。

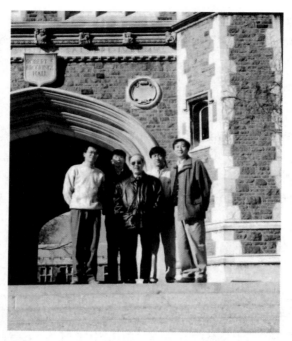

图 3-2-14　吴孟超院士带领丛文铭到美国参加美国
肝病研究学会第 49 届年会期间,到圣路
易斯华盛顿大学看望部分留学生时合影

注:(前排从左至右)谢谓芬(现任海军军医大学长征医院消
化内科主任),吴孟超院士,孙启鸿(现任生物医药公司高管)。

◆ 张秀忠获全国病理新技术新进展研讨会优秀论文(应用 MG‐G‐G 组
合染色法研究肝癌凋亡细胞)。

1999 年

◆ 第二军医大学第三附属医院(东方肝胆外科医院)正式列编,编制病理
科(丛文铭任主任)。

◆ 丛文铭赴美国匹兹堡大学医学中心病理系肝脏和移植病理科学习。

2000 年

◆ 丛文铭获第六届全军肿瘤学专业学术会议中青年优秀论文一等奖(肝
细胞癌与肝内胆管细胞癌基因变异特点的比较分析)。

◆ 硕士研究生赵新毕业(学位论文:原发性肝细胞癌侵袭相关标志物谱
系初步研究)。

◆ 张秀忠荣立个人三等功。

◆ 病理科党支部获东方肝胆外科医院"先进党支部"。

◆ 2000 年全年常规病理诊断数 3 347 例。

第三节　专业定向

2001 年

◆ 发表在美国匹兹堡大学医学中心病理系的学习成果：Cong WM，Bakker A，Swalsky PA，Raja S，Woods J，Thomas S，Demetris AJ，Finkelstein SD. Multiple genetic alterations involved in the tumorigenesis of human cholangiocarcinoma：a molecular genetic and clinicopathological study [J]. J Cancer Res Clin Oncol，2001,127(3)：187-192.

◆ 朱世能，丛文铭参编专著《中国肿瘤病理学分类》：肝脏肿瘤病理学类型。

◆ 吴孟超院士的硕士研究生在病理科完成学位论文并通过毕业答辩（张卫国：TM4SF 表达与肝细胞癌侵袭转移相关性的研究）。

2002 年

◆ 丛文铭，朱世能主编专著《肝胆肿瘤诊断外科病理学》，"吴孟超肝胆外科医学基金"资助出版，学术顾问吴孟超院士。

◆ 全国肝胆肿瘤病理学术研讨会暨中华医学会病理学分会"全国肝胆肿瘤及移植病理协作组"成立暨学术研讨会在复旦大学上海医学院和东方肝胆外科医院举行（协作组组长丛文铭，顾问朱世能）。国际肝脏病理学家、美军病理研究所（AFIP）肝脏和胃肠病理科主任 Ishak 教授应邀参会做 Malignant Tumors of the Liver 的学术报告。见图 3-3-1～3-3-3。

◆ 丛文铭参编专著《中华外科病理学》：肝脏恶性上皮性肿瘤；肝脏移植排异的病理改变。

◆ 丛文铭参编专著《肝脏外科》：肝脏移植病理学。

◆ 病理科装备 MegaBACE-500 毛细管电泳测序仪，建立了石蜡切片显微组织切割基础上的微卫星杂合性缺失检测技术平台，开展肝癌等肿瘤的基因组不稳定性特征及其临床意义的研究（图 3-3-4）。

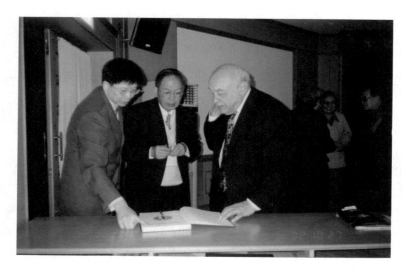

图3-3-1 在全国肝胆肿瘤及移植病理协作组成立暨学术研讨会上,朱世能教授(中间)和丛文铭教授(左一)与 Ishak 教授(右一)讨论交流

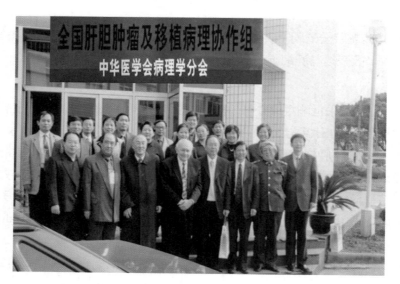

图3-3-2 参加全国肝胆肿瘤病理学术研讨会暨中华医学会病理学分会"全国肝胆肿瘤及移植病理协作组"成立的嘉宾参观东方肝胆外科医院病理科,并在医院合影

注:(前排从左至右)上海市医学会病理专科委员会主任委员朱雄增教授,中华医学会病理学分会主任委员张乃鑫教授,《中华病理学杂志》总编辑吴秉铨教授,AFIP 肝脏病理科主任 Ishak 教授,中华医学会病理学分会副主任委员、"全国肝胆肿瘤及移植病理协作组"顾问朱世能教授,复旦大学上海医学院病理学系胡锡祺教授,全军病理专业委员会主任委员王德文教授,中华医学会病理学分会全国肝胆肿瘤及移植病理协作组组长丛文铭教授。

聘书

兹聘请丛文铭教授为中华医学会病理学分会全国肝胆肿瘤及移植病理协作组组长。

中华医学会病理学分会
全国肝胆肿瘤及移植病理协作组
二〇〇二年十月二十八日

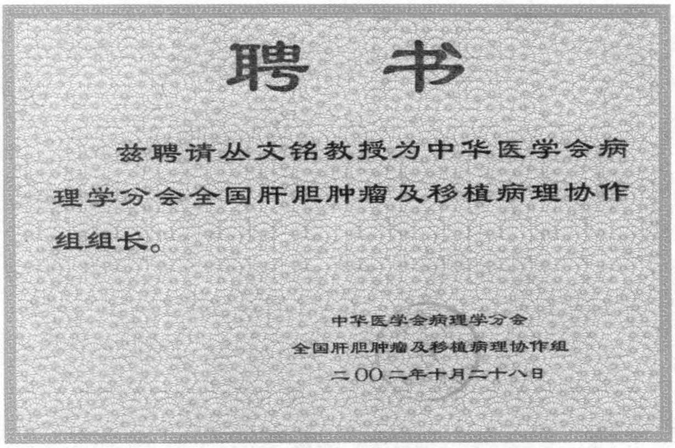

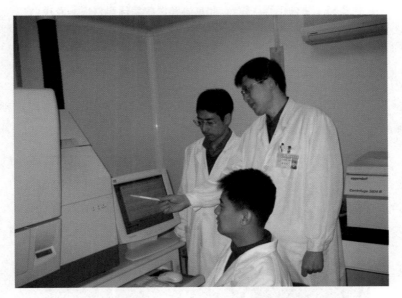

图3-3-3　中华医学会病理学分会全国肝胆肿瘤及移植病理协作组组长聘书

图3-3-4　病理科装备毛细管电泳仪，研究生开展肝癌基因组不稳定性特征的分子病理学研究

◆ 丛文铭被聘为上海市医学会医疗事故技术鉴定专家库成员。

◆ 丛文铭被聘为第二军医大学研究生教学培养督导专家。

◆ 中国工程院院士、北京协和医院病理科刘彤华教授等专家莅临病理科指导工作(图3-3-5)。

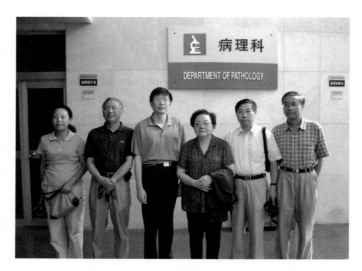

图 3 - 3 - 5　中国工程院院士、北京协和医院病理科刘彤华教授(右三),北京协和医院病理科陈杰主任(右二),原北京军区总医院病理科丁华野主任(右一)等教授莅临病理科指导

2003 年

◆ 北京大学医学部病理学系主任、基础医学院院长吴秉铨教授和香港马童丽丽教授等专家莅临病理科指导工作(图 3 - 3 - 6)。

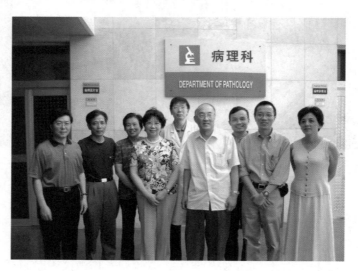

图 3 - 3 - 6　北京大学医学部病理学系主任、基础医学院院长吴秉铨教授(前排左二),香港大学病理学院马童丽丽教授(前排左一)等专家莅临病理科指导

◆ 丛文铭参编专著《内科学教程》：原发性肝癌的发病机制及诊治进展。

◆ 病理科发展固然需要条件支撑，但自身能力、团队意识和奉献精神也很重要。为此，病理科制订了工作守则：学习吴孟超院士，努力做到思想素质好、业务技术精、团结守纪律、创新争一流（图3－3－7）。

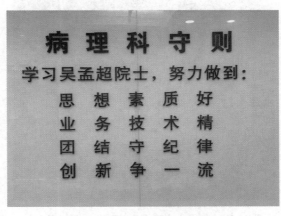

图3－3－7　制订病理科工作守则

◆ 上海市"百人计划"中期汇报暨科研成果鉴定会上，丛文铭报告"肝细胞癌和肝内胆管癌多基因变异表型特征的分子病理学研究"：发现肝细胞癌和肝内胆管癌在抑癌基因杂合性缺失和微卫星不稳定性存在明显不同，提示这两种肝脏最常见恶性肿瘤发生的分子机制和分子路径不同，并为肝癌克隆起源检测研究提供了技术支持，同时总结了病理科近20年的肝脏专科病理诊断经验与体会，为申报2004年上海市科技进步奖做了必要的准备。

◆ 通过"上海市卫生系统百名跨世纪优秀学科带头人培养计划"第二次经费追加考核，获得滚动追加资助研究。

◆ 硕士研究生潘晶毕业（学位论文：3种肝脏肿瘤临床病理特点及抑癌基因杂合性缺失分析）。

◆ 博士后出站（张树辉：肝细胞癌基因组不稳定性的研究）。

2004 年

◆ 在吴孟超院士的指导下，病理科总结了20年5000余例肝胆肿瘤病理研究，提出肝胆系统肿瘤组织学分类特点、小肝癌生物学特性演变特征、肝癌等肝脏常见肿瘤多基因谱变异特点，以及肝癌易感人群单核苷酸多态性特点等，荣获上海市科技进步奖一等奖、上海医学科技一等奖和中华医学科技奖二等奖（图

3－3－8～3－3－11）。

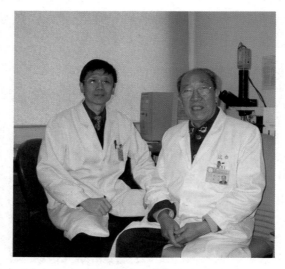

图3-3-8　吴孟超院士到病理科检查指导工作

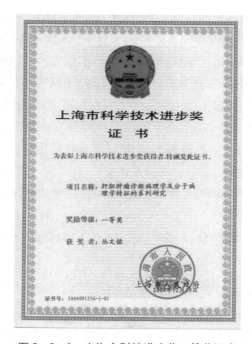

图3-3-9　上海市科技进步奖一等奖证书

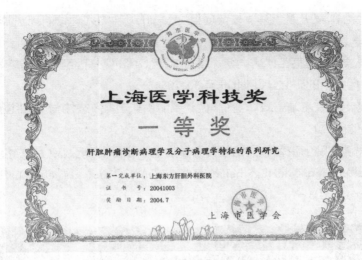

图3-3-10 上海医学科技奖一等奖证书

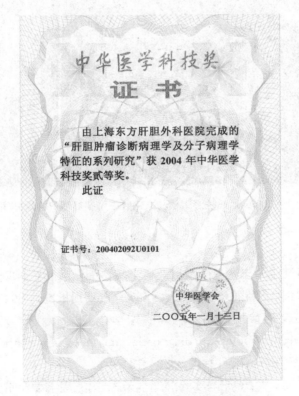

图3-3-11 中华医学科技奖二等奖证书

◆ 举办国家级继续医学教育项目"全国肝胆肿瘤病理诊断新进展学习班"（项目编号 J28－04－03）。

◆ 丛文铭获国家自然科学基金面上项目（小肝癌基因组微卫星变异与分子生物学特性关系的研究，项目批准号 30370645）。

◆ 博士研究生朱忠政毕业（学位论文：单核苷酸多态性与肝细胞癌遗传易感性关系的研究）。

◆ 吴孟超院士带领丛文铭赴香港参加港沪国际肝病会议（丛文铭．Multiple genetic alterations during hepatocarcinogenesis and its cliniopathological significance）（图 3－3－12）。

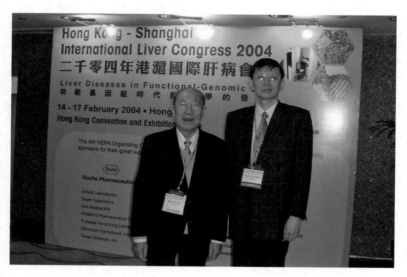

图 3－3－12　吴孟超院士带领丛文铭赴香港参加港沪国际肝病会议

2005 年

◆ 博士研究生朱忠政获国家自然科学基金面上项目（肝细胞癌高危人群单核苷酸多态性表型特征及其临床意义的研究，项目批准号 30470791）。

◆ 丛文铭参加第四届国际病理学会亚洲-太平洋地区学术大会（APIAP）（Current studies on diagnostic and molecular pathology of liver cancer — EHBH experience）（图 3－3－13）。

◆ 丛文铭被聘为《临床与实验病理学杂志》第五届编委会常务编委。

◆ 丛文铭被聘为《中华病理学杂志》第八届编委会编委。

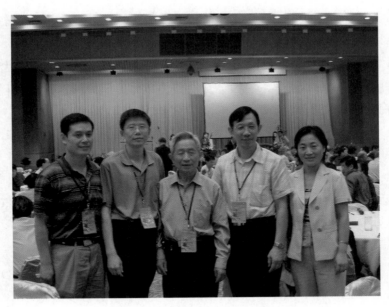

图 3 - 3 - 13 参加第四届 APIAP 的病理专家合影

注:(从左至右)石群立教授,丛文铭教授,史景泉教授,范钦和教授,郭乔楠教授。

◆ 丛文铭当选中国抗癌协会第三届肝癌专业委员会副主任委员。

◆ 丛文铭获中国人民解放军院校育才奖"银奖"。

◆ 获东方肝胆外科医院"先进党支部"。

◆《解放军报》2005 年 3 月 14 日第 12 版报道:丛文铭,书写"金标准"的"医学法官"(通讯员张鹏)。

2006 年

◆ 丛文铭获第二军医大学"十五"科技工作先进个人。

◆ 丛文铭荣立个人二等功。

2007 年

◆ 丛文铭,董辉,冼志红参编专著《免疫组织化学病理诊断》:肝脏及肝内胆管系统肿瘤。

◆ 丛文铭参编专著《医家金鉴(病理学卷)》:形态病理和免疫病理巧妙结合,正确诊断肝脏肿瘤。

◆ 博士研究生董辉毕业(学位论文:早期小肝癌与癌前病变微卫星变异特点及其临床病理学意义的研究)。

◆ 博士研究生夏春燕毕业（学位论文：OLT 后主要并发症的病理诊断特点及相关分子标志物初探）。

◆ 中华医学会病理学分会全国肝胆肿瘤及移植病理协作组主办"第一届全国肝脏移植病理诊断学术研讨会"，决定由东方肝胆外科医院病理科牵头，启动肝脏移植病理诊断指南的起草、制定工作。

◆ 丛文铭入选第二届上海出国留学人员成果展和 2008 年《中共上海市委组织部，上海市人事局. 上海留学人员成果集（二）》。

◆ 病理科从杨浦院区 3 号楼 1 楼搬迁到 1 号楼 3 楼新址，使用面积约 690 平方米。病理科按照取材区、实验区、工作区（诊断室、组化室、制片室）和办公区进行分区布局设计，基本符合病理科的专业功能和流程需求。

2008 年

◆ 编写指南：全国肝胆肿瘤及移植病理协作组（通讯作者丛文铭）. 肝脏移植常见病变的病理诊断与分级指南（Ⅰ）[J]. 中华器官移植杂志，2008，29（1）：49 - 51.

◆ 丛文铭，王政禄参编专著《中国肝脏移植》：肝脏移植病理概述及肝功能异常的病理学。

◆ 受中华医学会病理学分会全国肝胆肿瘤及移植病理协作组委托，丛文铭教授主持《肝脏移植常见病变的病理诊断与分级指南（Ⅱ）》专家定稿会（图 3 - 3 - 14），经过反复讨论和修改后发表：全国肝胆肿瘤及移植病理协作组. 肝脏移植常见病变的病理诊断与分级指南（Ⅱ）[J]. 中华器官移植杂志，2009，30（10）：626 - 628.

◆ 病理科于学波同志深爱绘画艺术，尤以中国传统山水画见长（图 3 - 3 - 15），得到画界同行的赞许与好评，被誉为"军旅画家"。是年，在上海朵云轩成功举办"于学波山水画展"，上海书画出版社出版了《于学波画展作品集》。

2009 年

◆ 丛文铭参加 2009 年全国器官移植学术会议并做大会报告：肝脏移植常见病变的病理诊断与分级指南（Ⅱ）。

◆ 丛文铭参加中国抗癌协会肝癌专业委员会第十二届全国肝癌学术会议（复发性肝癌的克隆起源及其临床病理学意义），并当选中国抗癌协会第四届肝癌专业委员会副主任委员（图 3 - 3 - 16）。

◆ 参与编写专家共识：中国抗癌协会肝癌专业委员会、中国抗癌协会临

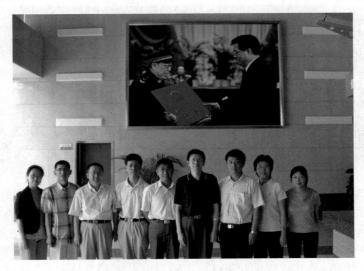

图3-3-14　参加《肝脏移植常见病变的病理诊断与分级指南
（Ⅱ）》定稿会的部分专家

　　　注:(从左至右)纪元,高润霖,余宏宇,刘慧敏,纪小龙,丛文铭,王政禄,
于颖彦,夏春燕。

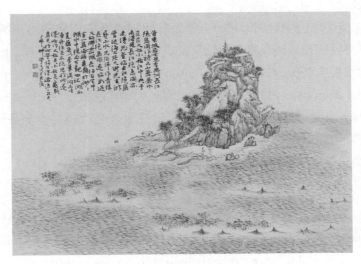

图3-3-15　于学波画展作品之一:长江绝岛

床肿瘤学协作专业委员会和中华医学会肝病学分会肝癌学组.原发性肝癌
规范化诊治专家共识[J].临床肝胆病杂志,2009,25(2):83-92.

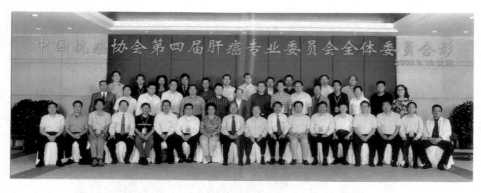

图 3 - 3 - 16 吴孟超院士(右九)和汤钊猷院士(左九)与中国抗癌协会第四届肝癌专业委员会全体委员亲切合影

◆ 俞花获上海市医学会病理专科分会病理冷冻切片技术比赛优胜奖。

◆ 朱世能,丛文铭参编专著《临床诊疗指南:病理学分册》:肝疾病。

◆ 张颖秋,董辉,丛文铭参与编校译著《肝移植》:排异反应的组织学类型和其他原因导致的肝功能不全。

◆ 丛文铭获国家自然科学基金面上项目(术后复发性肝癌克隆起源的分子检测及临床应用,项目批准号 30872506)。

◆ 主持中华医学会病理学分会全国肝胆肿瘤及移植病理协作组"第二届全国肝脏移植病理诊断学术研讨会",美国肝脏病理学家 Swan N Thung 教授受邀做学术报告(Special forms of acute rejection:pathological diagnosis and differential diagnosis),并被聘请为第二军医大学客座教授(图 3 - 3 - 17)。

◆ 博士研究生王斌毕业(学位论文:微卫星杂合性缺失检测多结节性和复发性肝细胞癌克隆起源及其临床意义)。

◆ 病理科党支部获东方肝胆外科医院"先进党支部"。

2010 年

◆ 病理科两人参加 The 20th Conference of the Asian Pacific Association for the Study of the Liver (APASL),并做口头报告(丛文铭. The introduction of consensus guidelines for the pathological diagnosis on liver transplantation complications by Chinese pathology working group on hepatobiliary tumors and liver transplantation;陆新元. Hepatocellular carcinoma expressing dual phenotypes:a unique subtype with highly aggressive behavior and poor

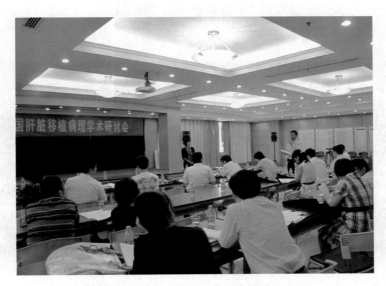

图3-3-17　举办第二届全国肝脏移植病理诊断学术研讨会，中美病理学者就肝脏移植病理诊断展开热烈的交流与讨论

clinical prognosis)（图3-3-18）。

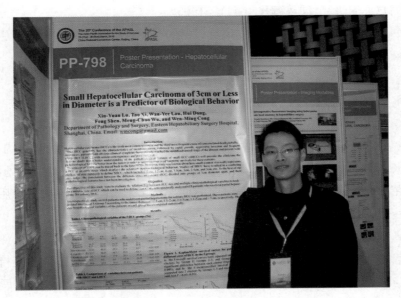

图3-3-18　病理科陆新元在第二十届亚太肝脏研究学会年会本人壁报前留影

◆ 丛文铭参加"全军第十一届病理学术会议"（图 3 - 3 - 19）（肝脏肿瘤临床分子病理学研究进展）。

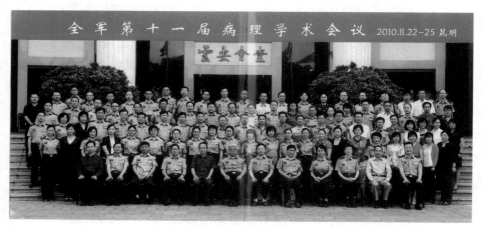

图 3 - 3 - 19　参加全军第十一届病理学术会议的代表合影

◆ 丛文铭获上海市科委 2010 年度"科技创新行动计划"生物医药和农业科技领域重点科技项目（肝癌术后复发风险度及克隆差异的分子病理分型及其检测方法的研究，项目编号 10411951000）。

◆ 丛文铭担任"上海市科技项目（评估）管理中心"组织的上海市生物医药领域重点实验室初评和复评专家。

◆ 丛文铭参编专著《肝癌》：肝肿瘤病理学。

◆ 冼志红荣立个人三等功

◆ 丛文铭当选上海市抗癌协会第三届肿瘤病理专业委员会常委。

◆ 东方肝胆外科医院安亭院区开工建设，病理科设计使用面积约 1 500 平方米。在安亭新院建设期间，科室相关专业组的同事经常到施工现场，及时整改在设计、通风、设备安装与调试等方面出现的问题，力争建成交付后即可投入使用（图 3 - 3 - 20）。

◆ 在复旦大学附属中山医院肝癌研究所副所长叶胜龙和国家卫计委肿瘤规范化诊治专家委员会肝癌专家组组长秦叔逵教授等专家的大力支持和积极参与下，丛文铭主持制定"原发性肝癌规范化病理诊断方案专家共识"（图 3 - 3 - 21）。

◆ 2010 年全年常规病理诊断数 7 948 例。

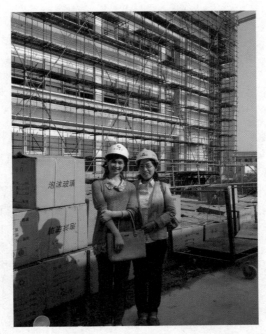

图 3 - 3 - 20　病理科董辉和俞花在安亭院区施工现场

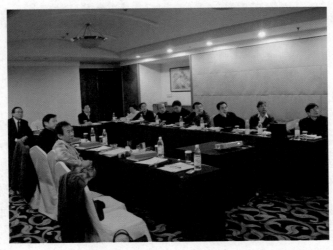

图 3 - 3 - 21　2011 年版"肝癌规范化病理诊断专家共识"制定会现场

第四节　专科求进

◆ 丛文铭，王政禄主编专著《肝脏移植临床病理学》：学术顾问吴孟超，病理科编委董辉。

◆ 丛文铭，董辉，夏春燕，冼志红，俞花，顾怡瑾获军队医疗成果奖二等奖：单中心 1,147 例次肝移植肝穿刺病理诊断的研究与应用（图 3 - 4 - 1）。

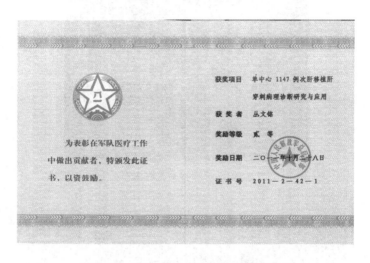

图 3 - 4 - 1　军队医疗成果奖二等奖证书

◆ 提出双表型肝细胞癌新亚型：Lu XY（陆新元），Xi T，Lau WY，Dong H，Zhu Z，Shen F，Wu MC，Cong WM. Hepatocellular carcinoma expressing cholangiocyte phenotype is a novel subtype with highly aggressive behavior [J]. Ann Surg Oncol. 2011，18(8)：2210 - 2217.

◆ 丛文铭获国家自然科学基金面上项目（肝细胞癌的一种新亚型：双表型肝癌的细胞分选、分子生物学特性及其临床病理学意义，项目批准号 81072026）。

◆ 董辉获国家自然科学基金青年科学基金（小肝癌及癌前病变基因组甲基化序贯变异特征与早期分子诊断，项目编号 81000969）。

◆ 董辉获上海市卫生和计划生育委员会青年课题（小肝癌及癌前病变

CpG 岛高甲基化及微小 RNA 表达谱变异特征与早期分子诊断）。

◆ 董辉在"中华医学会病理学分会第十七次学术会议暨首届中国病理年会"做专题报告"中央静脉炎型急性排斥反应临床病理特点"（图 3-4-2）。

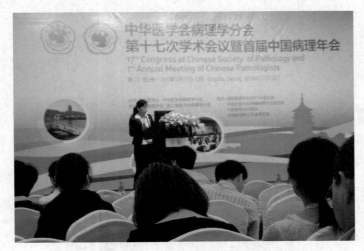

图 3-4-2 病理科董辉在 2011 年中华医学会病理学分会第十七次学术会议暨首届中国病理年会做专题报告

◆ 丛文铭在"中华医学会病理学分会第十七次学术会议暨首届中国病理年会"读片会报告：多次手术切除肝脏肿瘤一例（图 3-4-3）。

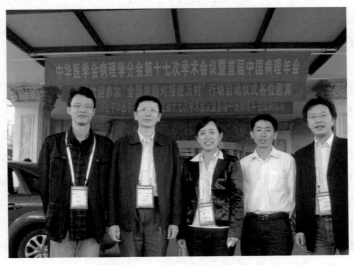

图 3-4-3 参加中华医学会病理学分会第十七次学术会议

◆ 丛文铭受邀参加日本大阪第二届亚太地区原发性肝癌专家会议并担任主持人之一，主持 Meet the Professor Breakfast Seminar（图 3-4-4）。

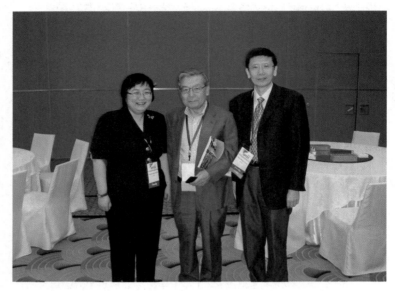

图 3-4-4　参加第二届亚太地区原发性肝癌专家会议

注：与共同主持人日本肝癌病理学家 Kojiro M 教授（中间）和韩国肝癌病理学家 Park YN 教授（左一）合影。

◆ 丛文铭参加第十三届全国肝癌学术会议（肝脏肿瘤的分子病理诊断）（图 3-4-5）。

◆ 复旦大学博士后金光植受聘加入病理科。

◆ 冼志红晋升副主任技师。

◆ 病理科成立 4 个专业组：病理诊断组（组长董辉）；分子病理组（前任负责人金光植，现任组长冼志红）；免疫组化组（组长冼志红）；常规病理组（前任负责人张秀忠、冼志红，现任组长俞花）。

◆ 病理科参加由东方肝胆外科研究所常务副所长、第二军医大学国际合作生物信号转导研究中心主任、国家肝癌科学中心主任王红阳院士领衔的"国家自然科学基金创新研究群体"学术活动。在王红阳院士组织的"创新研究群体青年学者论坛"上，病理科董辉获优秀论文三等奖（肝细胞癌的克隆起源方式及其临床病理学意义）；金光植获优胜奖（区别诊断小肝癌与不典型增生结节的分子标志物的筛选、鉴定和应用）。

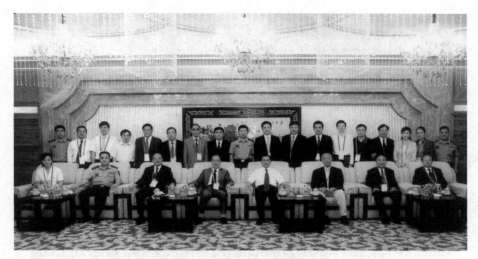

图 3-4-5　莅临第十三届全国肝癌学术会议的黄志强院士、汤钊猷院士、范上达院士、刘允怡院士、郑树森院士及有关领导与中国抗癌协会肝癌专业委员会委员合影

◆ 丛文铭受华夏病理网邀请，就肝脏活检、肝脏肿瘤和肝脏移植等热点病理诊断问题举办讲座，同时对热情参与提问互动的病理同道赠送《肝胆肿瘤诊断外科病理学》一书。讲座创该病理专业网站点击率统计的历史最高纪录。

◆ 丛文铭受邀担任上海吴孟超医学科技基金会"吴孟超医学青年基金奖"专家委员会委员，积极推荐有突出成就的中青年专家。

◆ 病理科获第二军医大学"基层建设先进单位"。

◆ 丛文铭获第二军医大学政治部颁发的"学校优秀党务工作者"。

◆ 吴孟超院士在从医 68 周年暨 90 华诞之际，与病理科全体同志亲切合影（图 3-4-6）。

2012 年

◆ 在医院开展"军队三级综合医院等级评审"工作中，病理科高度重视，按照医院的统一部署，全科动员，积极行动，对照标准狠抓整改落实，显著提升了科室的规范化和标准化工作水平，顺利通过考评（图 3-4-7）。

◆ 丛文铭参加首都医科大学附属北京佑安医院"全国肝癌病理诊断提高班"授课（①肝脏肿瘤和相关病变的病理诊断；②肝脏占位性病变病理读片）（图 3-4-8）。

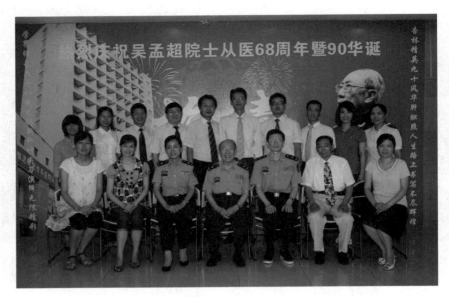

图 3-4-6 吴孟超院士在从医 68 周年暨 90 华诞之际,与病理科同志亲切合影

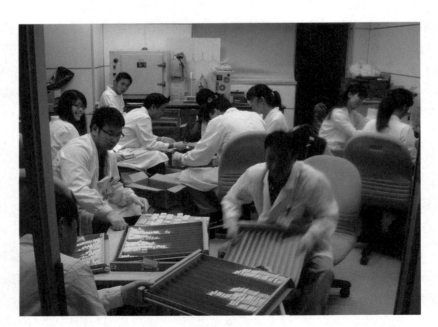

图 3-4-7 在"军队三级综合医院等级评审"工作中,病理科对照标准抓整改,科室规范化工作水平得到进一步提升

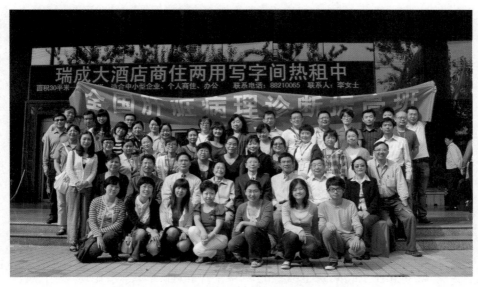

图 3 - 4 - 8 参加首都医科大学附属北京佑安医院"全国肝癌病理诊断提高班"授课

◆ 董辉获得国家基金委资助赴美国纽约西奈山医疗中心（Mount Sinai Medical Center）病理科做访问学者（图 3 - 4 - 9、3 - 4 - 10）。

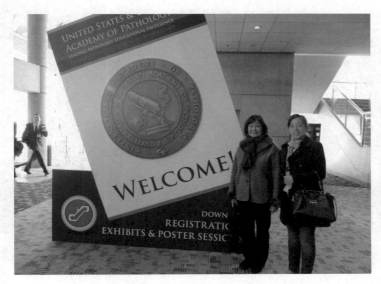

图 3 - 4 - 9 病理科董辉在美国纽约西奈山医疗中心病理科学习期间，在指导老师 Thung 教授的带领下参加美加病理学年会

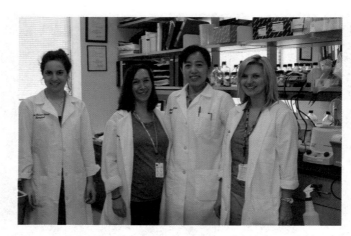

图 3-4-10 病理科董辉在美国纽约西奈山医学院肝癌实验室工作

◆ 陆新元在王红阳院士组织的"创新研究群体青年学者论坛"会上报告 "肝胆肿瘤病理生物学诊断模式的建立和临床应用",获得优胜奖（图 3-4-11）。

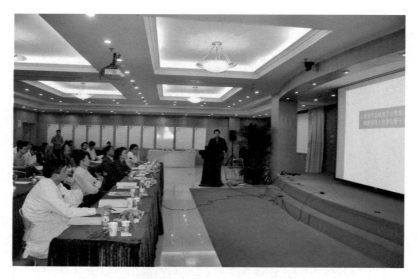

图 3-4-11 病理科陆新元在王红阳院士组织的"创新研究群体青年学者论坛"上汇报论文

◆ 吴孟超院士和王红阳院士领衔的"第二军医大学肝癌临床与基础集成化研究创新团队"荣获 2012 年度国家科技进步奖创新团队奖,病理科荣幸地成为创新团队成员之一。

◆ 丛文铭,苏长青,卫立辛,吴东,殷正丰,冼志红,井莹莹获第十一届上海医学科技奖二等奖(肝癌生物学特性的基础与临床应用性研究)。

◆ 丛文铭参加第九届全军病理学专业委员会大会(肝胆系统肿瘤规范化病理诊断模式的建立和应用)(图 3 - 4 - 12)。

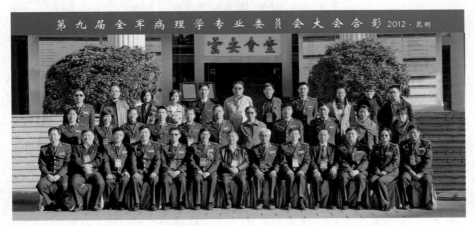

图 3 - 4 - 12 参加第九届全军病理学专业委员会大会的代表合影

◆ 医院组织观看以吴孟超院士为原型创作的话剧《吁命》,该剧艺术地再现了吴老为肝胆外科事业不懈奋斗的感人经历。病理科受医院院报约稿写了观后感:丛文铭撰稿:"护命天使 大爱无疆"。

◆ 硕士研究生朱珍毕业(学位论文:肝脏未分化胚胎性肉瘤的微卫星杂合性缺失和 miRNAs 谱表达特征及其临床病理学意义)。

◆ 硕士研究生付华辉毕业(学位论文:中国人肝细胞腺瘤基因组微卫星变异特征及其临床病理学意义的研究)。

◆ 俞花获东方肝胆外科医院"优秀团干部"。

◆ 董辉获东方肝胆外科医院"十佳青年岗位能手"。

◆ 病理科党支部获东方肝胆外科医院"先进党支部"。

2013 年

◆ 中国抗癌协会肝癌专业委员会成立病理学组,丛文铭当选组长(图 3 -

4－13）。

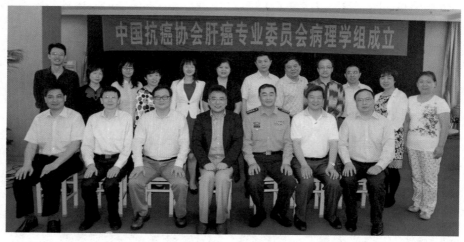

图 3－4－13　中国抗癌协会肝癌专业委员会病理学组成立仪式在东方肝胆外科医院举行
注：学组正副组长及医院领导（前排左起）云径平，丛文铭，任正刚，杜祥，刘轶永，任国平，郑雄伟。

◆ 丛文铭获国家自然科学基金面上项目（复发性肝癌克隆型特异性 miRNAs 标签及对靶基因的调控和应用，项目批准号 81272662）。

◆ 金光植获国家自然科学基金青年科学基金（*PGM1* 基因在肝细胞癌中的抑癌功能及分子机制，项目批准号 81201937）。

◆ 病理科发表术后复发性肝癌克隆起源六种分子分型的研究结果：Wang B（王斌），Xia CY，Lau WY，Lu XY，Dong H，Yu WL，Jin GZ，Cong WM，Wu MC. Determination of clonal origin of recurrent hepatocellular carcinoma for personalized therapy and outcome evaluation：a new strategy to hepatic surgery［J］. J Am Coll Surgeons，2013，217(6)：1054－1062.

◆ 病理科发表首篇 IF＞10 分 SCI 收录论文：Jin GZ（金光植），Yu WL，Dong H，Zhou WP，Gu YJ，Yu H，Yu H，Lu XY，Xian ZH，Liu YK，Cong WM，Wu MC. SUOX is a Promising Diagnostic and Prognostic Biomarker for Hepatocellular Carcinoma［J］. J Hepatol，2013，59(3)：510－517.

◆ 丛文铭，董辉，冼志红参编专著《免疫组织化学病理诊断（2 版）》：肝脏及肝内胆管系统肿瘤。

◆ 硕士研究生田海英毕业（学位论文：肝血管平滑肌脂肪瘤的临床病理分析和分子病理机制研究）。

◆ 丛文铭,苏长青,卫立辛,吴东,殷正丰,董辉,井莹莹,陈洁,陆新元,金光植获上海市科技进步二等奖(肝癌生物学特性的分子基础和评估体系的建立及其临床应用)(图3-4-14)。

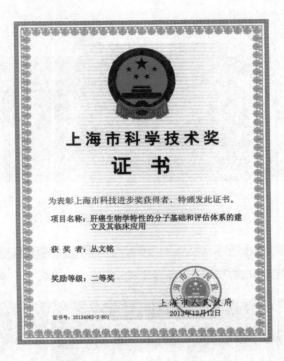

图3-4-14 上海市科技进步二等奖证书

◆ 病理科秦纯获上海市医学会病理专科分会免疫组化测评比赛优胜奖。

◆ 丛文铭获东方肝胆外科医院"高尚医德奖"。

◆ 参加2013东方肝胆论坛暨吴孟超院士从医70周年活动(图3-4-15)。

2014 年

◆ 丛文铭主持《肝癌规范化病理诊断指南(2015年版)》制定专家会,吴孟超院士莅临会议讲话,对指南制定工作的形式、内容、时间和目的等提出总要求。中国科学院院士、华中科技大学同济医学院附属同济医院外科学系主任陈孝平教授和四川大学副校长、华西医院病理研究室主任步宏教授等专家莅临出席会议,并发表重要指导意见。病理科董辉、冯龙海和朱玉瑶等参加了指南制定起草小组(图3-4-16)。

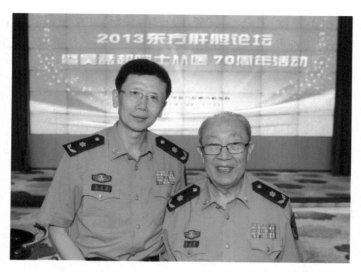

图 3-4-15　2013 东方肝胆论坛暨吴孟超院士从医 70 周年活动时,吴孟超院士与学生丛文铭亲切合影

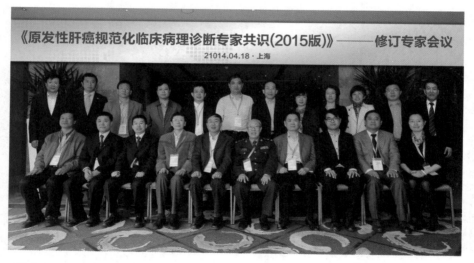

图 3-4-16　吴孟超院士(中间)、陈孝平院士(右侧)、步宏教授(左侧)与参加《肝癌规范化病理诊断指南(2015 年版)》制定专家会的嘉宾合影

　　◆ 医院肿瘤免疫研究室主任卫立辛教授、分子肿瘤研究室主任苏长青教授等专家和病理科通力合作,在 30 年 4 万余例肝胆肿瘤病理研究的基础上,开展肿瘤生物学特性研究;创新肝胆系统肿瘤组织学分类体系;创建肝胆肿瘤分子病理诊断新模式;建立肝胆肿瘤诊断病理学技术体系,形成了较完整的肝

胆肿瘤病理生物学特性诊断技术体系,获得 2014 年度军队医疗成果奖一等奖:丛文铭,董辉,金光植,卫立辛,苏长青,吴东,殷正丰,俞花,吴孟超。肝胆系统肿瘤病理生物学诊断技术体系的建立与临床应用(图 3 - 4 - 17)。

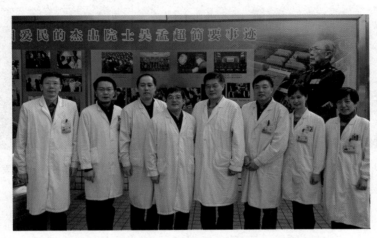

图 3 - 4 - 17　2014 年度军队医疗成果奖一等奖主要获奖人员

注:(左起)丛文铭,金光植,吴东,苏长青,卫立辛,殷正丰,俞花,董辉。

◆　丛文铭参加编写专家共识:国际肝胆胰学会中国分会,中华医学会外科学分会肝脏外科学组. 胆管癌诊断与治疗——外科专家共识[J]. 中国实用外科杂志,2014,34(1):1 - 5.

◆　丛文铭参加专家共识讨论:肝细胞癌抗病毒治疗专家组. HBV/HCV相关性肝细胞癌抗病毒治疗专家共识[J]. 临床肿瘤学杂志,2014,19(5):452 - 459.

◆　丛文铭参加中国器官移植大会,主持"肝脏移植病理诊断指南修订专家会"。大会主席、中国医师协会器官移植医师分会会长郑树森院士莅临致辞(图 3 - 4 - 18)。

◆　受肝胆胰外科专家刘允怡院士之邀,丛文铭为《刘允怡院士集. 中国医学院士文库,"大师风范"》供稿"推动我国肝脏外科走向世界的大师典范",深情叙述了刘允怡院士热心指导病理科开展肝癌研究和论文总结的感人事迹。

◆　硕士研究生朱玉瑶毕业(学位论文:肝母细胞瘤的分子病理学特点和临床病理学意义的研究)。

◆　陆新元获上海市卫生和计划生育委员会青年课题(与复发风险相关

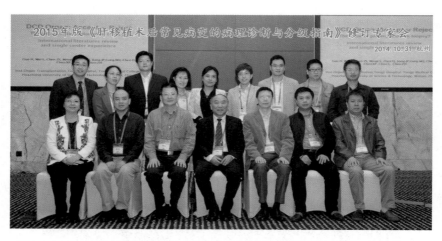

图 3 - 4 - 18　郑树森院士(前排中间)与参加"肝脏移植病理诊断指南修订专家会"的专家合影

miRNAs 的功能验证及靶基因预测)。

　　◆　丛文铭主持《原发性肝癌规范化病理诊断指南(2015 年版)》第二次修订专家会议(图 3 - 4 - 19)。

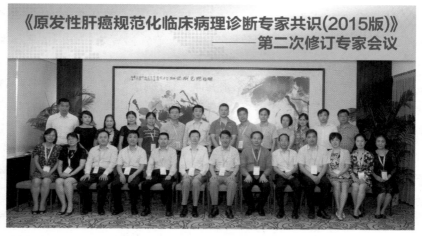

图 3 - 4 - 19　参加《原发性肝癌规范化病理诊断(2015 年版)》第二次修订专家会议的肝癌外科、内科及病理科专家合影

　　◆　丛文铭当选上海市抗癌协会第四届肿瘤病理专业委员会常务委员。
　　◆　病理科秦纯获上海市医学会病理专科分会病理冷冻切片技术比赛二

等奖(图 3-4-20)。

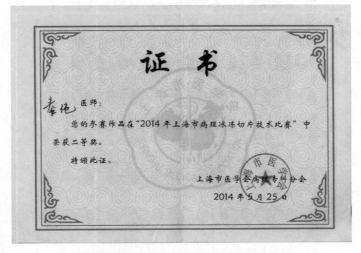

图 3-4-20　病理科秦纯获上海市医学会病理专科分会病理冰冻切片技术比赛二等奖证书

◆ 病理科党支部获东方肝胆外科医院"先进党支部"。

2015 年

◆ 丛文铭获国家自然科学基金面上项目(MiR-483-5p 通过靶基因 CacyBP 调控 Wnt 信号通路关键分子维持双表型肝细胞癌双向分化的机制研究,项目批准号 81472278)。

◆ 金光植获国家自然科学基金面上项目(SUOX 调控对肝癌细胞生物学功能的影响机制及其在化疗敏感性中的作用,项目批准号 81472769)。

◆ 丛文铭主持《原发性肝癌规范化病理诊断指南(2015 年版)》定稿专家会(图 3-4-21)。

◆ 由病理科作为牵头单位,由全国 40 位院士、专家共同参与制定的《原发性肝癌规范化病理诊断指南(2015 年版)》正式发表,形成了以"七点"基线取材方案、MVI 病理分级方案和免疫组化谱诊断方案为特色的中国肝癌病理诊断规范:原发性肝癌规范化病理诊断指南(2015 年版)[J]. 中华肝胆外科杂志,2015,21(3):145-151.

◆《原发性肝癌规范化病理诊断指南(2015 年版)》发布会在上海举行,复旦大学附属中山医院肝癌研究所所长、中国工程院院士汤钊猷教授,美国西奈

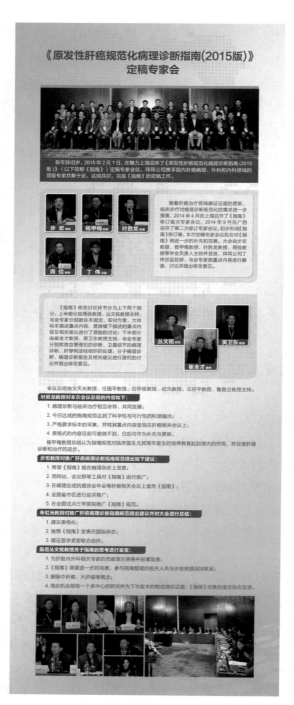

图 3-4-21 《原发性肝癌规范化病理诊断指南(2015 年版)》定稿专家会

山医疗中心病理科 Thung 教授及病理科丛文铭教授等多位专家在大会做学术报告(图 3 - 4 - 22)。

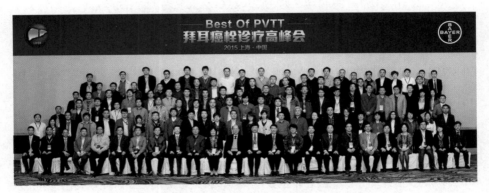

图 3 - 4 - 22　汤钊猷院士等参加《癌栓诊疗高峰会暨原发性肝癌规范化病理诊断指南(2015 年版)》发布会的专家合影

◆ 丛文铭主编《肝胆肿瘤外科病理学》:学术顾问吴孟超院士,汤钊猷院士和王红阳院士等著名专家担任编委。病理科董辉,陆新元,钱尤雯,赵骞,冯龙海,朱玉瑶,金光植,朱珍等参加编写。

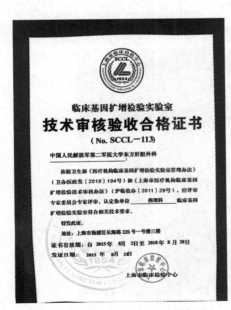

图 3 - 4 - 23　杨浦院区病理科 PCR 实验室验收合格证

◆ 丛文铭参加编写指南:中华医学会肝病学分会药物性肝病学组. 药物性肝损伤诊治指南[J]. 中华肝脏病杂志. 2015,23(11):810 - 820.

◆ 丛文铭参加郑树森院士主持的高等教育出版社"十二五"普通高等教育本科国家级规划教材《外科学》(第 3 版)编委会第一次工作会议,承担编写"器官移植病理学"。

◆ 经过对病理科原有实验室的设计和改造,杨浦院区病理科"临床基因扩增检验(PCR)实验室"通过上海市临床检验中心验收,正式开展肿瘤基因变异分子检测(图 3 - 4 - 23)。

◆ 参加"军队医疗机构分子病理

检测项目技术审核会议",冼志红副主任技师代表病理科做"基于 PCR 扩增的分子病理检测项目"的技术审核答辩,并通过专家评审。

◆ 上海市医师协会病理医师分会成立,丛文铭当选副会长。

◆ 受邀赴日本大阪参加第六届亚太地区原发性肝癌专家会议并做口头报告(丛文铭：Guideline of pathological diagnosis for PLC. 金光植：The diagnostic and prognostic value of MRP8 and MRP14 in intrahepatic cholangiocarcinoma)。

◆ 硕士研究生冯龙海参加第二军医大学研究生论文报告会,获优秀研究生论文(A novel classification of microvascular invasion and prognostic nomogram are useful in predicting clinical survival of patients with hepatocellular carcinoma)。

◆ 丛文铭参加国家卫生计生委医院管理研究所"肿瘤病理规范化诊断标准编写启动会议",受聘担任《肝癌病理诊断规范》制定牵头人。

◆ 丛文铭参加"中华医学会病理学分会第二十一次学术会议暨第五届中国病理年会"消化病理专科培训(《原发性肝癌规范化病理诊断指南(2015 年版)》解读)。

◆ 冼志红副主任技师在"中华医学会病理学分会第二十一次学术会议暨第五届中国病理年会"病理技术分会做报告"免疫组化染色在全自动组化染色仪中的使用体会"(图 3 - 4 - 24)。

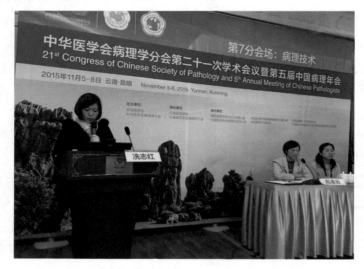

图 3 - 4 - 24　病理科冼志红在"中华医学会病理学分会第二十一次学术
会议暨第五届中国病理年会"病理技术分会做报告

◆ 冼志红副主任技师在 2015 年上海市医学会病理学术年会上做报告"淋巴结常规制片及免疫组化染色常见问题与对策"(图 3-4-25)。

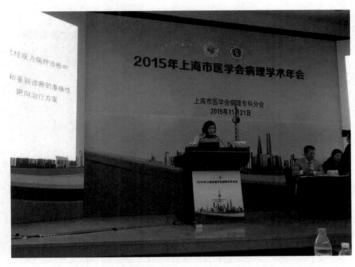

图 3-4-25　病理科冼志红在 2015 年上海市病理年会做报告

◆ 俞花获上海市医学会病理专科分会常规病理 HE 制片技术竞赛一等奖(图 3-4-26)。

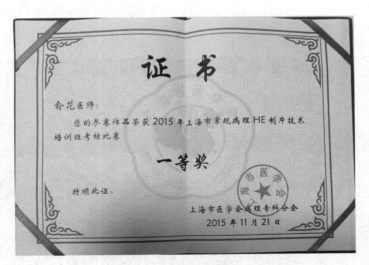

图 3-4-26　病理科俞花获上海市医学会病理专科分会常规病理 HE 制片技术竞赛一等奖证书

◆ 冼志红副主任技师获上海市医学会病理专科分会免疫组化质控测评比赛二等奖;秦纯获上海市医学会病理专科分会特殊染色比赛一等奖,董伟获三等奖(图3-4-27)。

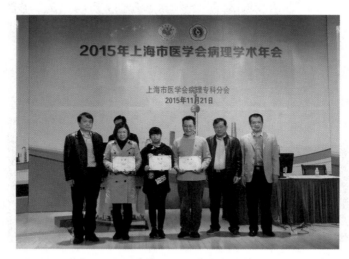

图3-4-27　病理科冼志红领取免疫组化质控测评比赛二等奖证书,病理科秦纯领取特殊染色比赛一等奖证书

◆ 丛文铭参加湖南省人民医院病理科举办的国家继续教育"肝脏肿瘤病理诊断及其新进展培训班"讲课(肝细胞性肿瘤的病理诊断暨中国肝癌病理诊断指南简介)(图3-4-28)。

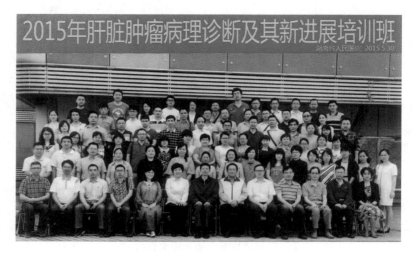

图3-4-28　参加湖南省人民医院病理科举办的国家继续教育学习班授课

◆ 金光植晋升副研究员,同年被评为东方肝胆外科医院"员工之星"。

◆ 2016 年 1 月 8 日,吴孟超院士在东方肝胆外科医院安亭院区完成了首台肝癌切除手术,安亭新院病理科正式开展病理诊断。至此,病理科同时在杨浦院区和安亭院区开展工作。

◆ 中国科学院院士、陆军军医大学西南医院病理科主任卞修武教授到安亭院区病理科参观指导(图 3 - 4 - 29)。

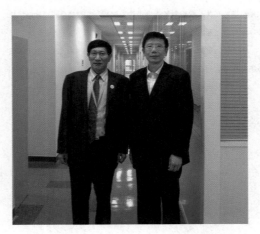

图 3 - 4 - 29 卞修武院士(左)莅临安亭院区病理科参观指导

◆ 丛文铭受国家卫生计生委医院管理研究所委托,主持召开"肝癌病理规范化诊断标准编写专家研讨会议"(图 3 - 4 - 30)。

◆ 丛文铭参加卫健委《原发性肝癌诊疗规范(2017 版)》制定专家组会议。

◆ 参编译著《药物性肝病》:董辉译。丛文铭,于乐成校。药物性肝病的组织病理学评估。

◆ 钱尤雯获国家自然科学基金青年科学基金(Oct4 通过诱导去分化维持 $CK19^+$ 双表型肝细胞癌的机制研究,项目批准号 81502086)。

◆ 钱尤雯获上海市卫生和计划生育委员会青年课题(核转录因子 Oct4 维持 $CK19^+$ 双表型肝细胞癌(DPHCC)的机制研究)。

◆ 丛文铭主持 2016 年版《肝脏移植病理诊断指南》专家定稿会,并在同年发表:中华医学会器官移植学分会,中国医师协会器官移植医师分会,中国

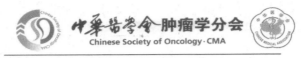

关于修订原发性肝癌诊疗规范邀请函

尊敬的 丛文铭 教授：

您好！

受国家卫生计生委医政医管局及中华医学会委托，由中华医学会肿瘤学分会组织修订原发性肝癌诊疗规范。鉴于您在肝癌诊疗领域的深厚造诣，在此，我们诚挚邀请您作为编写专家委员会病理诊断组组长，参与对《原发性肝癌诊疗规范（2011 年版）》进行修订更新。

由于时间紧迫，我们拟于 2016 年 2 月 28 日 14：00 点在上海召开第一次专家组会议，务请您拨冗出席并提出宝贵建议。

愿与您共同携手推进中国肝癌诊疗事业的发展提高！

谢谢您的支持。顺祝：新春愉快、阖家幸福！

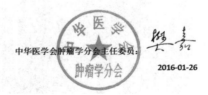

中华医学会肿瘤学分会主任委员：

2016-01-26

图 3-4-30　中华医学会肿瘤学分会"关于修订原发性肝癌诊疗规范邀请函"

抗癌协会肝癌专业委员会病理学组，中华医学会病理学分会消化病理学组，中华医学会病理学分会全国肝胆肿瘤及移植病理协作组.肝移植常见并发症病理诊断指南（2016 版）[J].中华器官移植杂志，2016，37（8）：494-501.（图 3-4-31）

◆ 丛文铭参加 MVI（肝癌微血管侵犯）领航者专家论坛（标准化取材与MVI 检出的意义）（图 3-4-32）。

◆ 病理科金光植赴日本东京参加 The 25th Conference of the Asian Pacific Association for the Study of the Liver（A novel prognosis scoring system for intrahepatic cholangiocarcinoma）。

◆ 丛文铭主持"肝脏临床病理诊断高峰论坛"，来自全国的肝癌临床和病理专家、学者就肝癌研究相关进展展开深入的学术交流。会议期间成立中国抗癌协会肿瘤病理专业委员会肝脏病理学组，丛文铭教授当选组长（图 3-4-33）。

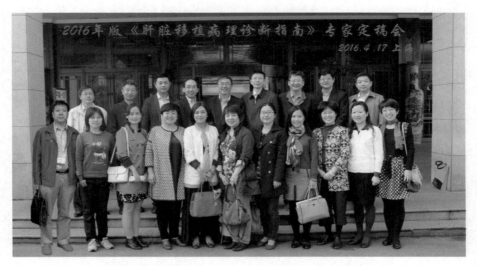

图3-4-31　中华医学会病理学分会主任委员步宏教授(后排中间)等参加2016年版"肝脏移植病理诊断指南定稿会"的专家合影

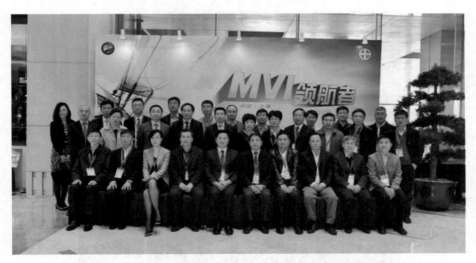

图3-4-32　中国科学院院士、复旦大学附属中山医院院长樊嘉教授(前排左五)等参加MVI领航者专家论坛的嘉宾合影

◆ 受国家留学基金委"博士生导师短期出国交流项目"资助,丛文铭教授赴美看望在美留学博士研究生,并访问美国多所大学医院病理科,学习和了解美国同行开展肝脏病理研究的情况(图3-4-34～3-4-36)。

◆ 硕士研究生冯龙海毕业(学位论文:肝细胞癌微血管侵犯新型分级系

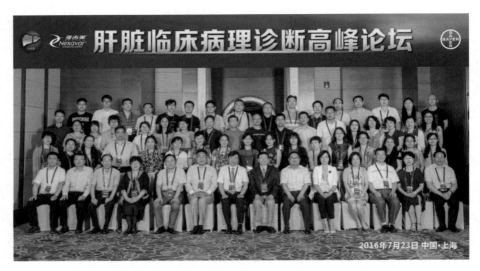

图3-4-33　天津医科大学副校长李强教授(前排左七),复旦大学附属中山医院副院长周俭教授(前排右六),中国抗癌协会肿瘤病理专业委员会主任委员杜祥教授(前排左六)与参加肝脏临床病理诊断高峰论坛的代表及中国抗癌协会肿瘤病理专业委员会肝脏病理学组委员合影

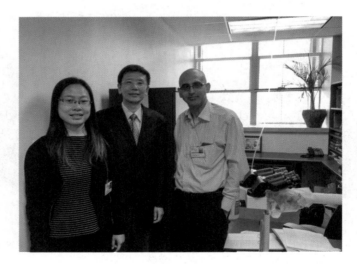

图3-4-34　丛文铭教授看望在美国加州大学旧金山分校(UCSF)学习的博士研究生张姗姗,并与UCSF医学中心肝脏病理科主任Kakar教授见面交流

统的建立及其临床病理学意义的研究)。

　　◆ 硕士研究生顾怡瑾毕业(学位论文:多组织学结构肝细胞癌的分子鉴

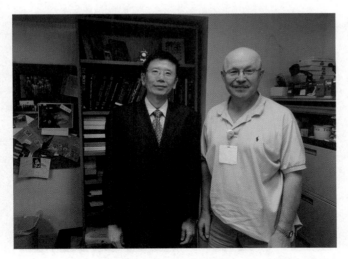

图 3-4-35　丛文铭在美交流期间到访 UPMC 病理系,看望
当年留学时的指导老师 Demetris 教授

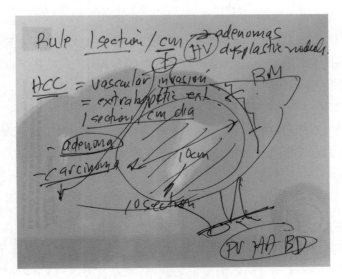

图 3-4-36　丛文铭与美国肝癌病理专家讨论交流肝癌
大体标本取材的方法与经验

定及其临床病理学意义)。

　　◆ 硕士研究生冯龙海参加第十六届全军病理学术会议论文报告,获优秀
论文一等奖(肝细胞癌微血管侵犯新型分级系统的建立及其临床病理学意义)
(图 3-4-37)。

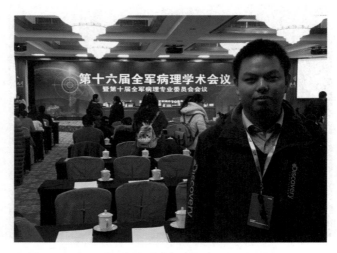

图 3-4-37 病理科硕士研究生冯龙海参加第十六届全军病理学术会议论文报告并获优秀论文一等奖

◆ 参加国家科技进步奖初评视频答辩：主要完成人丛文铭、卫立辛、苏长青等，"肝脏肿瘤和移植病理学诊断体系的创新与应用"。虽然终审没有入选，但团队从中得到了锻炼，看到了差距和努力方向。

◆ 董辉荣立个人三等功。

◆ 获东方肝胆外科医院建院 20 周年优秀论文：丛文铭，吴孟超，王一，张秀忠，陈汉. 3160 例肝脏肿瘤临床病理研究[J]. 中华病理学杂志，1997，26(2)：70-73.

2017 年

◆ 中国抗癌协会肝癌专业委员会病理学组和中国抗癌协会肿瘤病理专业委员会肝脏病理学组共同发起成立"中国肝癌病理大数据多中心研究"项目。全国 31 家医院病理科作为首批发起单位，丛文铭教授担任项目组 PI，病理科盛霞副教授担任项目组学术秘书(图 3-4-38)。

◆ 丛文铭主持"2017 肝脏病理进展高峰论坛暨中国抗癌协会肿瘤病理专业委员会肝脏病理学组和中国抗癌协会肝癌专业委员会肝脏病理学组年度工作会议"(图 3-4-39)。

◆ 丛文铭参加国家卫健委医院管理研究所组织的"肿瘤病理诊断规范培训会议(宁夏站)"(肝癌病理规范化诊断)(图 3-4-40)。

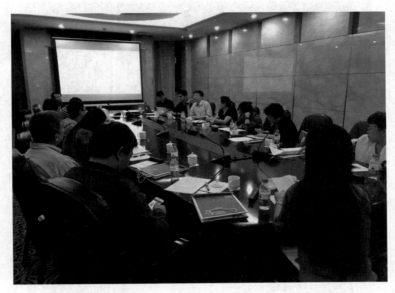

图3-4-38　参加中国肝癌病理大数据多中心研究项目专家组第一次会议

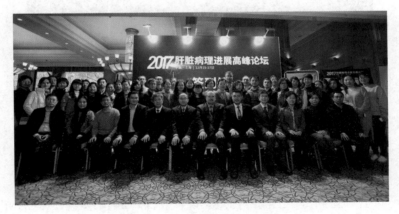

图3-4-39　参加肝脏病理进展高峰论坛暨中国抗癌协会肿瘤病理
专业委员会肝脏病理学组和中国抗癌协会肝癌专业委
员会肝脏病理学组年度工作会议的中外专家合影

◆ 丛文铭参加国家卫健委医院管理研究所组织的"肿瘤病理诊断规范培训会议（山东站）"（肝癌病理规范化诊断）（图3-4-41）。

◆ 丛文铭主持"中国器官移植大会暨第四届中国器官移植医师年会移植病理专场"会议（我国器官移植病理的发展与挑战）（图3-4-42）。

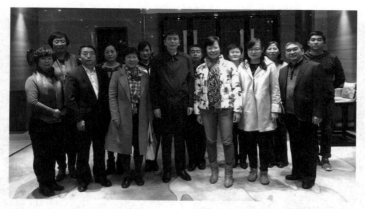

图 3-4-40　参加宁夏站培训的国家卫健委医院管理研究所有
关同志及部分与会专家和代表合影

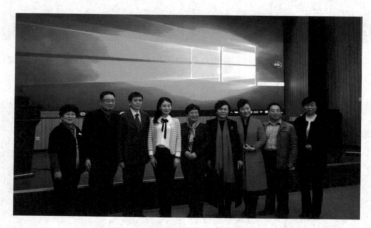

图 3-4-41　参加山东站培训的国家卫健委医院管理研究所单
淑娟副主任(左四)及授课专家合影

◆ 病理科陆新元获国家自然科学基金青年科学基金（ALCAM 调控
MMPs 表达介导上皮-间质转化促进双表型肝细胞癌侵袭转移的分子机制研
究及临床预后评估,项目批准号 81602603）。

◆ 丛文铭主编专著 *Surgical Pathology of Hepatobiliary Tumors*：学
术顾问吴孟超。病理科参编人员董辉,盛霞,陆新元,钱尤雯,赵骞,冯龙海,朱
玉瑶,俞花。

◆ 冼志红副主任技师获上海市医学会病理专科分会"上海市优秀病理技
术工作者"表彰(图 3-4-43)。

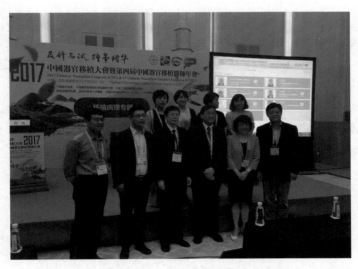

图 3-4-42　参加中国器官移植大会暨第四届中国器官移植医师年会移植病理专场的专家合影

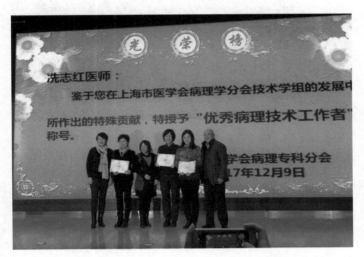

图 3-4-43　病理科冼志红(右二)荣获上海市医学会病理专科分会"上海市优秀病理技术工作者"表彰

◆ 病理科赵骞获 2017 年度中国抗癌协会系列期刊优秀论文奖：Zhao Q，Yu WL，Lu XY，Dong H，Gu YJ，Sheng X，Cong WM，Wu MC. Combined hepatocellular and cholangiocarcinoma originating from the same clone：a pathomolecular evidence-based study ［J］. Chin J Cancer，2016，8（35）：

82 - 93.

◆ 丛文铭参加中华医学会病理学分会第二十三次学术会议暨第七届中国病理年会并做专题报告(重视我国器官移植病理亚专科的培育和发展——全国器官移植病理发展现状调查与思考)。

◆ 病理科董伟参加中华医学会病理学分会第二十三次学术会议暨第七届中国病理年会并做专题报告"肝细胞癌患者肝硬化病理分级评分系统的建立及临床病理学意义的研究",并获大会颁发的优秀论文奖(图 3 - 4 - 44)。

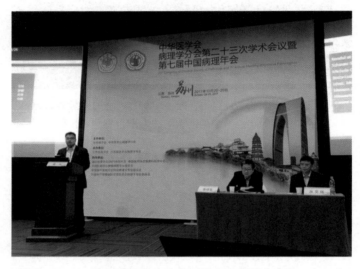

图 3 - 4 - 44　病理科董伟在中华医学会病理学分会第二十三次
学术会议暨第七届中国病理年会上做专题报告

◆ 病理科秦纯获上海市医学会病理专科分会常规病理 HE 切片技术竞赛三等奖。

◆ 丛文铭,陆新元参编专著《小肝癌的多学科治疗》:小肝细胞癌的病理学特征。

◆ 硕士研究生赵韵毕业(学位论文:RNA 解螺旋酶 DDX5 的表达与调控对肝内胆管癌生物学特性的影响及其临床病理学意义的研究)。

◆ 硕士研究生董伟毕业(学位论文:肝细胞癌患者肝硬化病理分级评分系统的建立及临床病理学意义的研究)。

◆ 博士研究生张姗姗毕业(学位论文:第二代 mTOR 抑制剂 MLN0128 在 AKT/Yap 诱导的小鼠肝内胆管癌模型中的疗效及机制研究)。

◆ 博士研究生陆新元毕业(学位论文:miR-483-5p 在肝细胞癌复发中的分子作用机制及临床意义)。

◆ 丛文铭主持中国肝癌病理大数据多中心研究(BDLC)专家工作组第二次会议,基本完成病理大数据处理技术平台、病例提交和数据处理流程、医学伦理审查申报方案、研究目标与成果形式、成员单位责任与义务等准备工作,开始启动 BDLC 项目(中国肝癌病理大数据多中心研究项目进展)(图 3-4-45)。

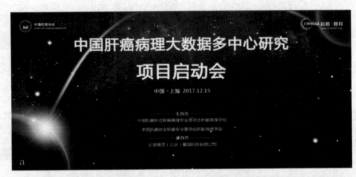

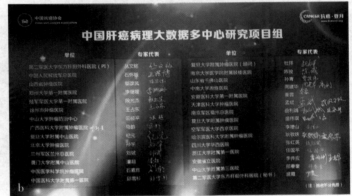

图 3-4-45　参加 BDLC 项目组第二次工作会议

注:a. BDLC 项目启动;b. 项目组成员单位。

◆ 原第二军医大学病理教研室的部分老师参观东方肝胆外科医院安亭新院区。病理前辈们为东方肝胆外科医院的高质量和快速度发展感到由衷的高兴和钦佩(图 3-4-46)。

◆ 第二军医大学 76 级部分在沪校友及学员队领导到安亭院区参观,校友们对东方肝胆外科医院和国家肝癌科学中心取得的新发展和新成就感到由衷的高兴和钦佩(图 3-4-47)。

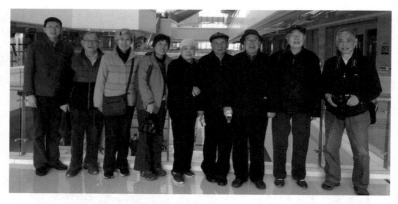

图3-4-46　原第二军医大学病理教研室的部分专家教授在安亭新院区参观并合影
注:(从右至左)黄宏伟,陶文照,秦洪义,陆贵有,杨筱菊,王建军,宝建中,戴益民。

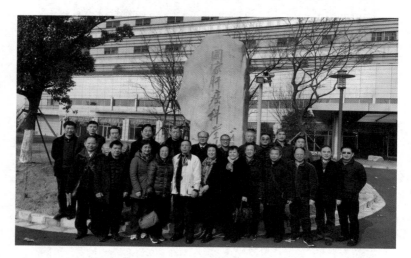

图3-4-47　第二军医大学76级部分在沪校友及学员队领导在安亭院区国家肝癌科学中心前合影

◆ 吴孟超医学科技基金会和东方肝胆外科医院举办"腾飞东方"晚会,丛文铭等7位教授参加诗朗诵表演"献给您,永远年轻的老师"。深情表达了全院同志对吴老不畏艰辛,开拓进取,把肝胆外科三人小组发展成为肝胆外科三甲医院这一光辉历程的崇高敬意(图3-4-48)。

2018年

◆ 董辉和陆新元通过晋升海军军医大学病理学副主任医师、副教授专业技术职务评审。

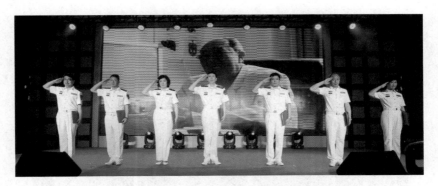

图3-4-48　东方肝胆外科医院"腾飞东方"晚会诗朗诵表演"献给您,永远年轻的老师"

◆ 安亭院区病理科"临床基因扩增检验(PCR)实验室"设有7个工作区,功能更为全面,流程更加优化,通过了上海市临床检验中心验收(图3-4-49)。

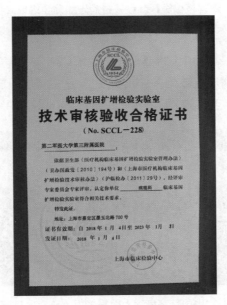

图3-4-49　安亭院区病理科PCR实验室验收合格证书

◆ 丛文铭担任中国医师协会器官移植医师分会移植病理医师学组组长、主任委员,病理科赵燕青医师担任学组秘书(图3-4-50)。

◆ 丛文铭受聘担任国家卫生计生委医院管理研究所"原发性肝癌诊疗规范化培训项目"管理专业委员会委员。

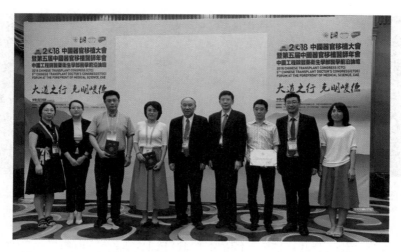

图 3-4-50　中国医师协会器官移植医师分会主任委员郑树森院士（中间）和副主任委员徐骁教授（右二）出席中国医师协会器官移植医师分会移植病理医师学组成立仪式并与学组正、副组长及学术秘书合影

◆ 丛文铭参加 2018 中国肿瘤学大会（CCO）肿瘤病理专业委员会分论坛，报告"中国肝癌病理大数据多中心研究"，并主持"中国肝癌病理大数据多中心研究项目"工作组会议（图 3-4-51）。

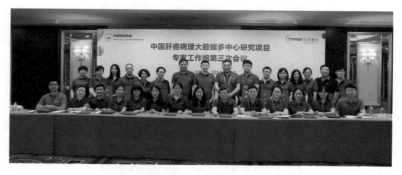

图 3-4-51　"中国肝癌病理大数据多中心研究项目"专家组合影

◆ 丛文铭参加肝脏肿瘤规范化治疗高峰论坛暨原发性肝癌诊疗规范西安站巡讲（原发性肝癌诊疗规范病理规范要点更新）（图 3-4-52）。

◆ 丛文铭参加"MVI 领航者高峰论坛"（聚焦"癌栓的形成"解析中期肝癌的生物学特性）。

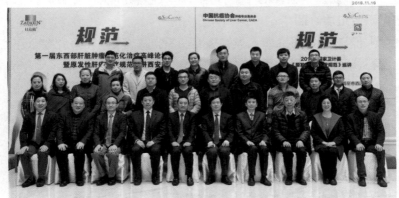

图 3-4-52　中国抗癌协会肝癌专业委员会主任委员、复旦大学附属中山医院副院长周俭教授(前排左五)和空军军医大学第一附属医院肝胆外科主任窦科峰教授(前排右五)等参加专委会组织的第一届东西部肝脏肿瘤规范化治疗高峰论坛暨原发性肝癌诊疗规范巡讲西安站的嘉宾合影

◆ 丛文铭参加"中国肝癌领导力论坛"(图 3-4-53)。

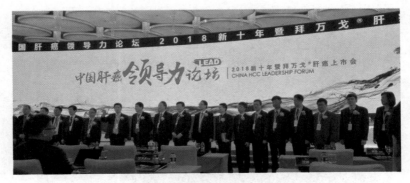

图 3-4-53　参加"中国肝癌领导力论坛"嘉宾合影

◆ 国家卫生计生委医院管理研究所给东方肝胆外科医院发来致谢函,对丛文铭教授在制定国家卫计委肝癌病理诊断规范和推广培训中所做的工作予以肯定。

◆ 丛文铭参加 2018 年北京肝癌国际研讨会(Discrimination of clonal origin patterns for molecular pathological diagnosis of RHCC/MHCC)。

◆ 丛文铭参加 2018 年肝胆胰病理进展高峰论坛暨国家级继续教育学习班"病理人在肿瘤多学科诊治中的作用——肝胆胰肿瘤"(肝脏肿瘤病理多中心大数据研究进展)(图 3-4-54)。

◆ 美国国立癌症研究所人类肿瘤实验室副主任、肝癌研究专家王心伟教授到病理科参观交流,并在医院做学术报告"Biological and clinical impacts of intertumor and intratumor heterogeneity in liver cancer"(图 3-4-55)。

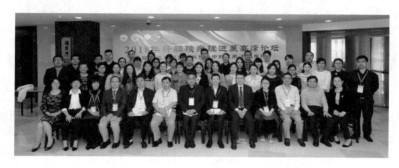

图 3-4-54　参加 2018 年肝胆胰病理进展高峰论坛的嘉宾合影

◆ 冼志红副主任技师当选中华医学会病理学分会第十二届委员会病理技术学组委员。

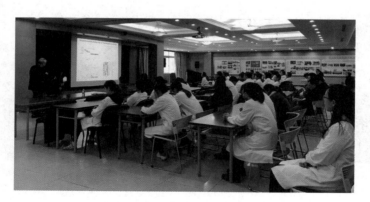

图 3-4-55　王心伟教授在医院做"肝癌瘤间和瘤内异质性的生物学和临床意义"学术报告

◆ 冼志红副主任技师参加"中华医学会病理学分会第二十四次学术会议暨第八届中国病理年会"病理技术专科培训:病理石蜡组织切片规范化制备技术要点(图 3-4-56)。

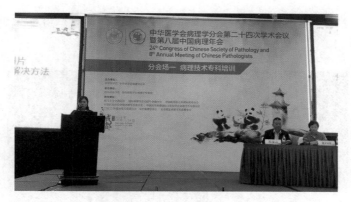

图 3-4-56　病理科冼志红在"中华医学会病理学分会第二
十四次学术会议暨第八届中国病理年会"上做
病理技术专科培训讲课

◆　硕士研究生王瀚在"中华医学会病理学分会第二十四次学术会议暨第
八届中国病理年会"上做专题报告"微血管侵犯提示直径≤2 cm 单发性肝细胞
癌的不良预后：第八版肝细胞癌 TNM 分期再评估"，并获得大会颁发的优秀
壁报奖（肝细胞癌组织 HepPar-1 表达临床意义倾向评分匹配研究）和"骏腾
病理研究生奖学金"奖励（图 3-4-57）。

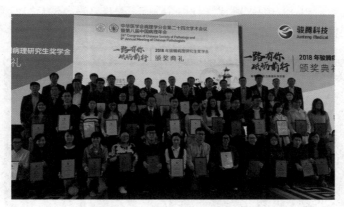

图 3-4-57　病理科硕士研究生王瀚（第三排中间）获得
2018 年中华医学会全国病理年会颁发的"骏
腾病理研究生奖学金"奖励

◆　丛文铭参加"中华医学会病理学分会第二十四次学术会议暨第八届中
国病理年会"：中国肝癌病理大数据多中心研究。

◆　陈佳在"中华医学会病理学分会第二十四次学术会议暨第八届中国病

理年会"上做专题报告:双结节性肝细胞癌的微卫星杂合性缺失特征分析(图3-4-58)。

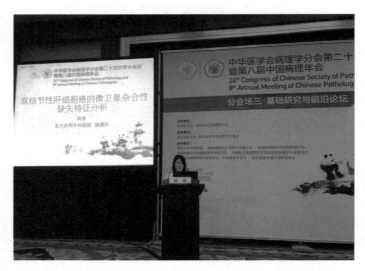

图3-4-58　病理科陈佳在"中华医学会病理学分会第二十四次
学术会议暨第八届中国病理年会"上做专题报告

◆ 陈佳在医院做讲座"病理科肿瘤靶向药物与分子靶点检测项目介绍"
(图3-4-59)。

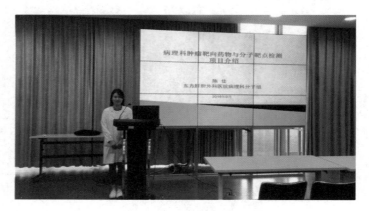

图3-4-59　病理科陈佳在医院做分子病理学术讲座

◆ 分子病理组冼志红、赵骞、陈佳、朱玉瑶利用参加"分子病理检测与诊断在肿瘤疾病诊治中的应用及进展学习班"的机会,到华西医院病理科分子实验室参观,学习和借鉴同行在检测项目、工作流程、质量控制、报告格式和实验室管理等方面的经验和做法,以提升我科分子病理组的工作水平(图 3 - 4 - 60、3 - 4 - 61)。

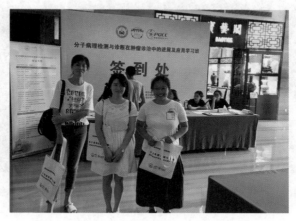

图 3 - 4 - 60　分子病理组的同志参加"分子病理检测与诊断在肿瘤疾病诊治中的应用及进展学习班"

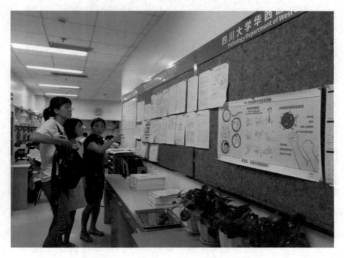

图 3 - 4 - 61　分子病理组的同志在华西医院病理科分子实验室参观学习

◆ 曹臻颖参加 2018 年全国病理技术学术会议组织的"常规组织处理石蜡切片制备技术培训"并获得培训合格证书。冼志红副主任技师受邀主持会议,并为培训学员颁发证书(图 3 - 4 - 62、3 - 4 - 63)。

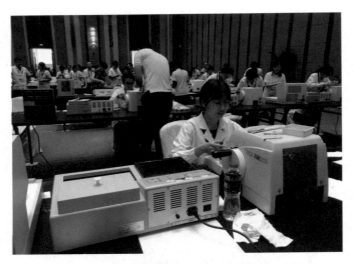

图 3-4-62　病理科曹臻颖参加 2018 年全国病理技术学术会议组织的"常规组织处理石蜡切片制备技术培训"

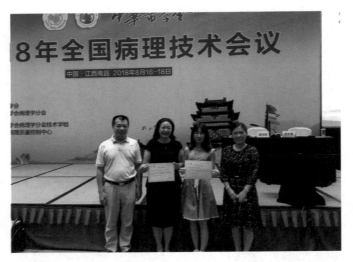

图 3-4-63　病理科曹臻颖(右二)获得 2018 年全国病理技术学术会议"常规组织处理石蜡切片制备技术培训"合格证书,病理科冼志红(右一)代表学会颁发证书

◆ 病理科举办"常见脏器肿瘤大体标本取材规范培训会"(图 3-4-64)。

◆ 丛文铭,陈佳参编专著《分子病理与精准诊断》:肝胆肿瘤分子病理与精准诊断。

◆ 丛文铭参编专著《医师考核培训规范教程·病理科分册》:肝脏和胆道

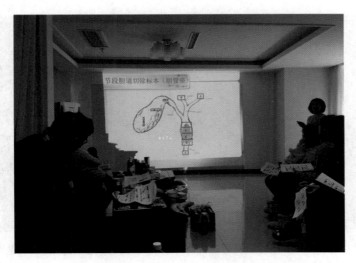

图 3-4-64　病理科举办"常见脏器肿瘤大体标本取材规范培训会"
注:赵燕青医师主讲大体标本取材规范。

疾病。

◆ 赵骞获第二军医大学校级青年启动基金(肝脏祖细胞在混合型肝癌起源过程中的分化机制及干预策略)。

◆ 病理科技术员团队多次获得上海市免疫组化技术比赛机器组一等奖、上海市石蜡切片比赛一等奖、上海市特殊染色比赛一等奖等多个技术比赛奖项;免疫组年工作量突破 10 万张,连续 7 年参加全国免疫组化室间质评全部顺利通过;分子病理组参加上海市临检中心室间质评和国家病理质控中心(PQCC)室间质评均顺利通过。为此,病理科获得东方肝胆外科医院颁发的"医技党员团队示范岗"表彰(图 3-4-65)。

◆ 病理科党支部带领全科同志到驻军某部开展"为军服务、牢记使命"主题党日活动(图 3-4-66),举行向党旗宣誓仪式,重温入党誓词,增强全科同志恪尽职守、勇于奉献的军人意识。于学波同志为部队官兵现场作画,开展文化交流。第二军医大学 76 级部分在沪校友一起参加了活动。

◆ 安亭院区组织"庆祝海军节长跑比赛",安亭院区病理科的同志积极参加(图 3-4-67)。

2019 年

◆ 丛文铭参加刘允怡院士和王红阳院士主持召开的肝癌微血管侵犯(MVI)研究组讨论会(图 3-4-68)。

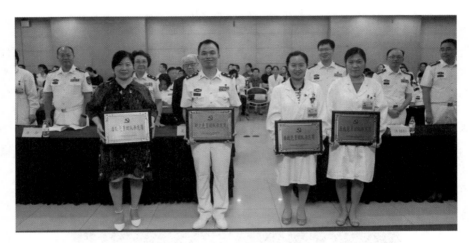

图 3-4-65 病理科冼志红(右一)领取"医技党员团队示范岗"牌匾

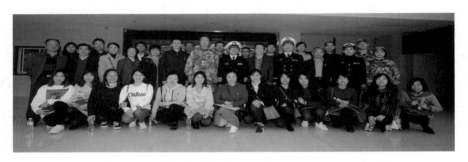

图 3-4-66 病理科党支部在驻军某部举行"为军服务、牢记使命"主题党日活动

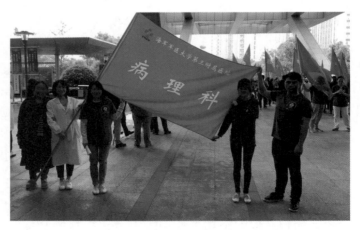

图 3-4-67 "庆祝海军节长跑比赛"中病理科代表队蓄势待发

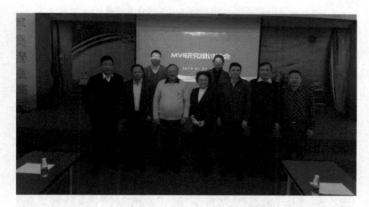

图 3-4-68　刘允怡院士和王红阳院士主持召开 MVI 研究组讨论会

◆　吴孟超院士从医 76 周年暨 98 华诞(图 3-4-69)。

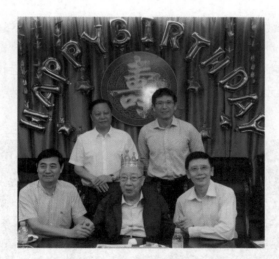

图 3-4-69　吴老从医 76 周年暨 98 华诞与学生亲切合影

◆　硕士研究生王瀚毕业(学位论文:微血管侵犯在 BCLC A 期多结节肝细胞癌中的生物学意义及术后辅助性 TACE 对预后的影响)。王瀚在研期间发表 SCI 收录论文 6 篇,总影响因子 21.632 分,发表中文论文 2 篇,获得实用新型专利两项,被评为优秀学员,通过毕业研究生留校答辩,进入病理科工作。

◆　丛文铭参加中国肿瘤学大会(CCO)主旨报告遴选暨中国肿瘤新进展研讨会学术报告评比,入选主会场报告遴选(中国肝癌规范化病理诊断在实践中创新发展——肝癌病理大数据研究成果报告)(图 3-4-70)。

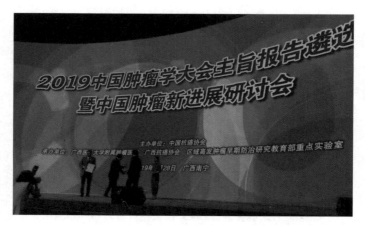

图 3-4-70　"2019 CCO 主旨报告遴选暨中国肿瘤新进展研讨会"大会会场

◆ 丛文铭参加中华医学会病理学分会第二十五次学术会议暨第九届中国病理年会,做消化病理专题报告(努力提高我国肝癌整体规范化病理诊断水平——全国肝癌病理诊断规范推广应用成效评估与思考);会议期间主持召开"中国肝癌病理大数据多中心研究专家工作组第五次会议"(图 3-4-71、3-4-72)。

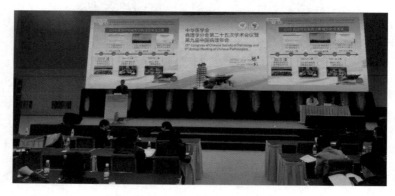

图 3-4-71　丛文铭教授在中华医学会病理学分会第二十五次学术会议暨第九届中国病理年会做消化病理专题报告

◆ 丛文铭参加中国器官移植大会暨第六届中国器官移植医师年会,主持"移植病理新进展新经验"专场并做报告(重视对肝癌肝移植 MVI 病理诊断特点的探讨)(图 3-4-73)。

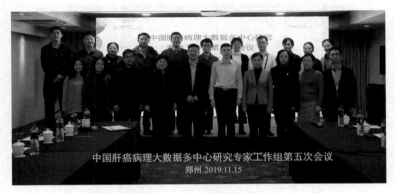

图 3-4-72　参加"中国肝癌病理大数据多中心研究专家工作组第五次会议"的专家

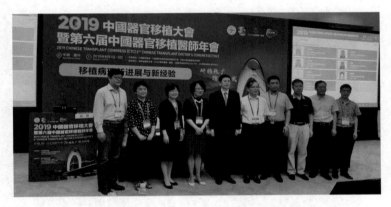

图 3-4-73　参加"中国器官移植大会暨第六届中国器官移植医师年会病理会议"的专家

◆ 丛文铭参加"器官移植病理高峰论坛暨器官移植生物样本库建设研讨会"(肝癌病理诊断规范与肝癌肝移植病理)(图 3-4-74)。

◆ 丛文铭参加中国抗癌协会肝癌专业委员会组织的"规范·践行 HCC MDT 病例研讨会"(图 3-4-75)。

◆ 丛文铭参加第三届"南京鼓楼全国消化系统肿瘤病理学术会议暨 2019 国家级继续教育学习班"(肝脏肿瘤:2019 年 WHO 新分类及新进展)。

◆ 冼志红副主任技师在"2019 年浙江省病理技术学术年会暨第六届长三角病理技术学术会议"报告"组织化学技术进展与肝病诊断应用要点"(图 3-4-76)。

◆ 冼志红副主任技师在"2019 上海市医学会病理学年会"上做报告:组织化学染色与肝病诊断应用要点(图 3-4-77)。

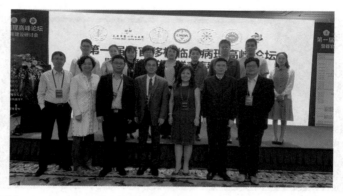

图 3-4-74　参加"器官移植病理高峰论坛暨器官移植生物样本库
　　　　　　建设研讨会"的海内外病理专家

注：WANG HL，UCLA，USA，前排左三；WU M，NYU，USA，前排右三。

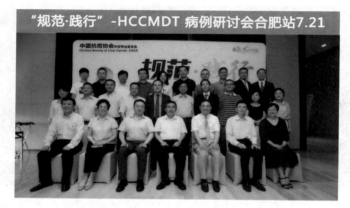

图 3-4-75　参加中国抗癌协会肝癌专业委员会组织的"规范·践
　　　　　　行 HCC MDT 病例研讨会"的专家

注：前排（左三）刘连新教授，（左四）耿小平教授，（左五）周俭教授。

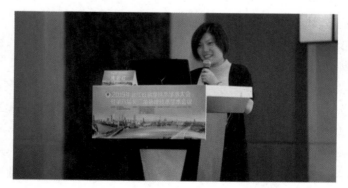

图 3-4-76　病理科冼志红在"2019 年浙江省病理技术学术年会暨
　　　　　　第六届长三角病理技术学术会议"上做学术报告

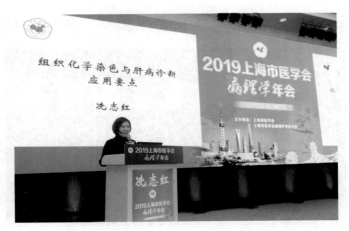

图 3-4-77 病理科冼志红在"2019 上海市医学会病理学年会"上做学术报告

◆ 冼志红副主任技师当选上海市医学会病理专科分会第十一届委员会委员及病理技术学组第一副组长(图 3-4-78)。

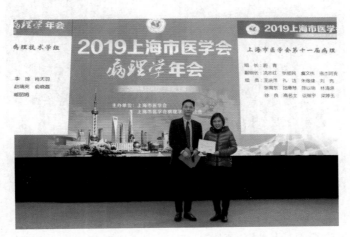

图 3-4-78 病理科冼志红(右一)获颁病理技术学组副组长证书

◆ 董辉副教授当选上海市医师协会病理科医师分会委员。

◆ 董辉副教授入选东方肝胆外科医院"优秀中青年医师英才开发计划"(多组织学结构肝细胞癌的基因组变异特征及其分子诊断策略的研究)(图 3-4-79)。

◆ 病理科积极参加东方肝胆外科医院首届"强军杯"拔河比赛(图 3-

4 - 80)。

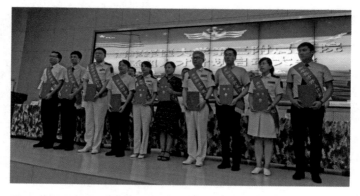

图 3 - 4 - 79　病理科董辉(右二)在东方肝胆外科医院"孟超人才计划启动大会"上领取"优秀中青年医师英才开发计划"证书

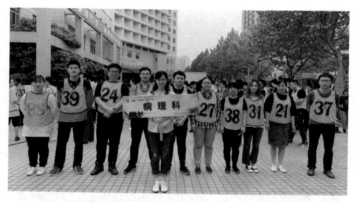

图 3 - 4 - 80　病理科战队精神抖擞,准备参加东方肝胆外科医院"强军杯"拔河比赛

◆　病理学组组长丛文铭,副组长纪元、云径平教授参与编写国家卫生健康委员会医政医管局组织制定的《原发性肝癌诊疗规范(2019 年版)》(病理部分)。

◆　病理组组长丛文铭,副组长王国平教授参加华中科技大学同济医学院附属同济医院外科学系主任陈孝平院士主持的《肝癌降期转化治疗专家共识》撰写启动会。

◆　丛文铭,郑建明主编专著《临床病理诊断与鉴别诊断——肝、胆、胰疾病》。病理科参编人员有盛霞,董辉,陆新元,钱尤雯,冼志红,赵骞,赵燕青,俞

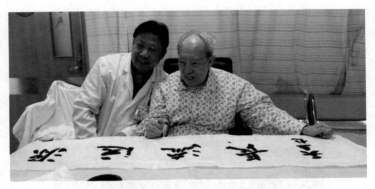

花,王瀚。

◆ 张永杰,丛文铭参编译著:胆道病理学。病理科董辉为副主译之一。

◆ 丛文铭参加哈尔滨医科大学第一附属医院病理科举办的"2019 年黑龙江省医学会病理学分会年会暨消化系统病理诊断学习班"("EWS-HCC"的病理诊断与鉴别诊断)。

◆ 丛文铭荣获中共中央、国务院、中央军委颁发的"庆祝中华人民共和国成立 70 周年"纪念章。

◆ 丛文铭获颁东方肝胆外科医院"终身荣誉教授"。

◆ 受中华医学会病理学分会推荐,德国病理学会主席 Peter Schirmacher 教授邀请丛文铭教授等中国病理专家参加 2019 年德国病理学会第 103 届年会暨 2019 年中德合作病理研究专题讨论会(拟报告题目"中国肝癌病理发展现状概述",后因故未能成行)。

◆ 病理科于学波看望吴孟超院士,吴老挥毫写下"源远流长"四个大字,寄语"东肝人"传承和发扬"勇攀高峰"的"东肝"精神(图 3-4-81)。

◆ 2019 年完成常规病理诊断数 17 483 例。

图 3-4-81　吴老兴致勃勃地和病理科于学波欣赏、交流书法

2020 年

◆ 在新型冠状病毒肺炎(COVID-19)疫情防控期间,病理科全体人员遵守纪律,加强防护,无一感染。值班人员坚守岗位,对临床送检标本做到及时制备组织切片、及时完成免疫组化染色、及时阅片发出病理诊断报告。在疫情严重的 2 月份,杨浦和安亭两个院区共计完成了 16 例院内外送检的病理诊断,及时满足了临床在特殊时期对病理诊断的需求(图 3-4-82)。

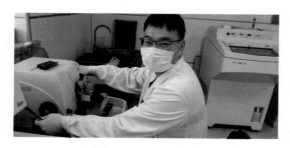

图 3-4-82 医院"抗疫先进个人"董伟在疫情值班
期间制备病理切片

◆ 金光植获国家自然科学基金面上项目（RAN 蛋白调控 PGM1 核表达缺失在肝细胞癌发生发展中的机制研究，项目批准号 81972574）。

◆ 陆新元副教授获批病理学硕士研究生导师。

◆ 冼志红副主任技师当选中华医学会病理学分会第十三届委员会病理技术学组委员。

◆ 丛文铭参加国家卫生健康委员会《原发性肝癌诊疗规范（2019 年版）》在线教育项目讲课：原发性肝癌诊疗规范（2019 年版）解读之病理学（图 3-4-83）。

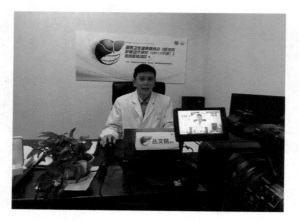

图 3-4-83 参加国家卫生健康委员会《原发性肝癌诊疗
规范（2019 年版）》在线教育项目讲课

◆ 丛文铭参加国家卫生健康委员会能力建设和继续教育中心《肝癌数据标准规范（2020 年版）》专家委员会在线研讨会；受聘担任国家卫健委能力建设和继续教育中心"肝胆疾病标准数据库——肝癌专家委员会"委员。

◆ 参加编写专家共识：夏锋，张大志. 肝细胞癌癌前病变的诊断和治疗多学科专家共识[J].中华肝脏病杂志,2020,28(1):14-20.

◆ 参加"MSN-同肝共诊——肝移植病例 MDT 网络会诊"讨论会(图 3-4-84)。

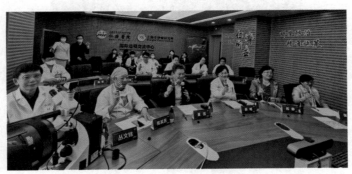

图 3-4-84 参加"2020 年 MSN-同肝共诊—肝移植病例 MDT 网络会诊"讨论会

◆ 丛文铭,纪元,王国平,陈佳参编专著《中国肝癌诊疗发展历程》:我国肝癌病理学十年发展回顾与展望。

◆ 丛文铭参加肝细胞癌的多学科诊疗研讨会暨深圳市"三名工程"学术活动(肝癌规范化病理诊断:免疫组化篇)。

◆ 分子组获得国家病理质控中心颁发的结直肠癌 NRAS、BRAF、KRAS、肺癌 EGFR 和乳腺癌石蜡切片 HER2 基因状态荧光原位杂交检测能力验证合格证书。

◆ 丛文铭参加中华医学会病理学分会第二十六次学术会议暨第十届中国病理年会(满足临床之需是提升专科病理诊断水平之要——我国肝脏外科病理学发展策略与思考)。

◆ 丛文铭参加 2020 重庆市临床病理医疗质量控制中心"消化系统疾病病理诊断培训会"(肝癌规范化病理诊断培训及病例欣赏)。

◆ 病理科牵头的中国肝癌病理研究组(LGPGC)于 2017 年起开展了基于 5.7 万例肝癌病理大数据的中国肝癌规范化病理诊断模式多中心研究,研究论文于 2020 年 10 月被 SCI 收录期刊 Hepatol Int 接收。

◆ 丛文铭参加中国医师协会肝癌专业委员会年会(高分化肝细胞癌的病理特点与鉴别诊断)。

◆ 丛文铭参加第三届中国肝癌精准治疗联盟高峰论坛(中国肝癌病理发展现状与展望)(图 3-4-85)。

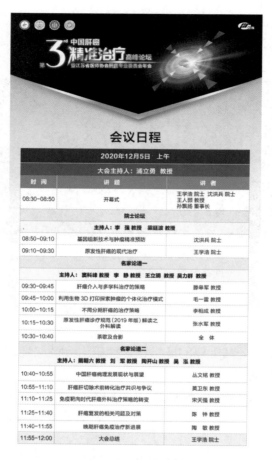

图 3-4-85　参加"第三届中国肝癌精准治疗联盟
高峰论坛"

◆ 冼志红副主任技师在"病理诊断的基石—徕卡 H&E 染色论坛"线上会议报告:影响 H&E 染色的关键因素(图 3-4-86)。

◆ 累计完成 2000 余例次肝移植肝穿刺病理诊断,积累 1860 余例次肝移植肝穿刺病理组织标本。

◆ 俞花获得上海市病理学技术副主任技师专业技术职务任职资格。

◆ 董辉副教授通过医院科主任选拔任用考核,被任命为病理科主任。

◆ 王瀚被 *Journal of Clinical and Translational Hepatology* 选为青年编委。

◆ "中国肝癌病理大数据多中心研究"项目组全体成员及技术支持单位历经三年共同努力,完成了第一阶段的研究目标。中国肝癌病理协作组

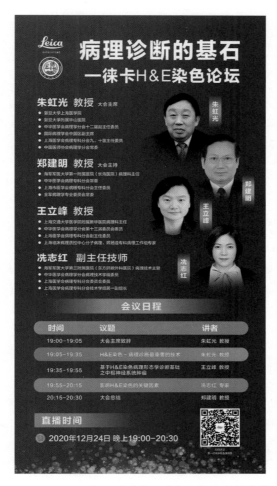

图 3 - 4 - 86　病理科冼志红参加"病理诊断的基石——徕卡 H&E 染色论坛"

(LCPGC)基于对 1.6 万余例肝细胞癌的临床病理分析,在 *Hepatol Int* 国际杂志发表了中国提出的肝癌大体标本"7 点"基线取材方案和肝癌微血管侵犯(MVI)病理分级方案的研究结果。

◆ "全球学者库"发布"全国病理学专家国际论文学术影响力百强排名"(2020 年 12 月),丛文铭教授列第 22 名。

◆ 当年病理科以第一、共一或通讯作者发表或被接收的 SCI 收录论文共计 10 篇,总影响因子 53.507 分。

(丛文铭　董　辉　冼志红　俞　花)

第四章　专业篇

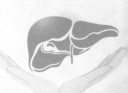

病理科围绕临床诊疗关切和病理诊断需求,通过探讨和解决在实际工作中遇到的疑点和难点问题,不断提升对肝脏肿瘤和肝脏移植专科病理的诊断水平。

第一节　肝癌癌前病变与小肝癌病理学特点研究

［1］Cong WM，Wu MC. Significance of clinicopathology in quantitative measurement of DNA content in hepatocellular carcinoma ［J］. J Med Coll PLA，1988,3(2):153 – 156.

［2］丛文铭,吴孟超. 肝细胞癌 DNA 含量的定量测定及其临床病理学意义［J］. 中华医学杂志,1988,68(8):463 – 465.

［3］丛文铭,吴孟超,张秀忠. 肝细胞不典型增生 DNA 含量及其形态特征的定量研究［J］. 癌症,1988,7(3):177 – 179.

［4］Cong WM，Wu MC. Small hepatocellular carcinoma. DNA content and biological characteristics ［J］. Chin Med J，1989，102（10）：783 – 785.

［5］Cong WM，Wu MC，Zhang XZ. Some biopathologic characteristics of small hepatocellular carcinoma and their clinical significance ［J］. J Med Coll PLA，1989,4:(4):364 – 367.

［6］Cong WM，Wu MC，Zhang XZ. Quantitative studies on the DNA content and morphological features of liver cell dysplasia ［J］. Chin J

Cancer Res，1989，1(3):21-23.

［7］丛文铭,吴孟超. 小肝癌 DNA 含量与生物学特性关系的研究[J]. 中华消化杂志,1989,9(6):346-348.

［8］丛文铭,韦正,吴孟超. 用自动图像分析仪测定肝癌细胞核 DNA 倍体含量[J]. 第二军医大学学报,1989,10(3):261-266.

［9］Cong WM，Wu MC. The biopathologic characteristics of DNA content of hepatocellular carcinoma [J]. Cancer, 1990,66(4):498-501.

［10］颜永碧,丛文铭. 二乙基亚硝胺诱发大鼠肝癌细胞超微结构及葡萄糖-6-磷酸酶细胞化学的观察[J]. 第二军医大学学报,1991,12(2):139-142.

［11］丛文铭,吴孟超,张晓华,等. 早期肝细胞癌病理生物学特性的临床研究[J]. 中华外科杂志,1991,29(6):341-344.

［12］Cong WM，Wu MC，Zhang XZ. Characteristic changes of DNA stemlines during hepatocarcinogenesis in rats [J]. Chin Med J, 1992, 105(7):535-538.

［13］丛文铭,吴孟超,陈汉,等. 小肝细胞癌的临床病理特点(附 93 例分析)[J]. 中华肿瘤杂志,1993,15(5):372-374.

［14］Cong WM，Qian GZ，Wu MC. Morphometric study of adenomatoid hyperplasia of the liver by image analysis technology [J]. Oncol Rep, 1994,1(3):645-649.

［15］丛文铭,钱国正,王一,等. 肝腺瘤样增生细胞核形态特征图像分析仪定量测定[J]. 中华消化杂志,1996,16(增刊):60-62.

［16］丛文铭,吴孟超,陈汉. 早期肝细胞癌生长演进的病理生物学特征[J]. 中国实用外科杂志,1997,17(1):3-4.

［17］赵新,丛文铭. 肝细胞癌发病机理研究进展[J]. 中华肝脏病杂志,1999,7(2):125-126.

［18］董辉,丛文铭. 早期肝细胞癌及癌前病变的分子变异特征[J]. 中国肿瘤生物治疗杂志,2007,14(5):490-492.

［19］Lu XY，Xi T，Lau WY，et al. Pathobiological features of small hepatocellular carcinoma: correlation between tumor size and biological behavior [J]. J Cancer Res Clin Oncol, 2011,137(4):567-575.

［20］丛文铭,吴孟超. 小肝癌临床病理学研究回顾与展望(大视野)[J]. 中华

第四章 专业篇

肝胆外科杂志,2011,17(5):353-356.

[21] Dong H, Cong WM, Xian ZH, et al. Using loss of heterozygosity of microsatellites to distinguish high-grade dysplastic nodule from early minute hepatocellular carcinoma [J]. Exp Mol Pathol, 2011,91(2): 578-583.

[22] Cong WM, Wu MC. Small hepatocellular carcinoma: current and future approaches [J]. Hepatol Int, 2013,7(3):805-812.

[23] 冯龙海,丛文铭.高度异型增生结节与高分化小肝细胞癌的病理诊断 [J].中华肝脏病杂志,2015,23(11):870-873.

[24] Feng LH, Wang H, Dong H, et al. The stromal morphological changes for differential diagnosis of uninodular high-grade dysplastic nodule and well-differentiated small hepatocellular carcinoma [J]. Oncotarget, 2017,8(50):87329-87339.

[25] 赵燕青,丛文铭.肝细胞癌癌前病变病理诊断特征的研究进展[J].中华 肝脏病杂志,2019,27(7):491-493.

第二节　肝癌复发与克隆起源模式研究

[1] Cong WM, Wu MC, Chen H, et al. Studies on the clinical significance of the clonal origins of recurrent hepatocellular carcinoma [J]. Chin Med Sci J, 1992,7(2):101-104.

[2] 丛文铭,吴孟超,陈汉,等.DNA含量分析对复发性肝细胞癌克隆来源及 其临床意义的研究[J].临床肝胆病杂志,1993,9(1):3-5.

[3] 丛文铭.肝细胞癌克隆起源的分子病理学研究进展[J].中华病理学杂 志,1995,24(2):116-119.

[4] 丛文铭.复发性肝细胞癌的病理生物学特征[J].中国实用外科杂志, 1995,15(5):269-271.

[5] 王一,丛文铭,张秀忠,等.复发性和多结节性肝癌细胞克隆来源 *P53* 基 因变异的研究[J].临床肿瘤学杂志,1997,2(3):1-4.

[6] 丛文铭,董辉,王斌,等.复发性肝癌的临床病理特点与发生方式探讨 [J].中国实用外科杂志,2009,29(1):71-73.

[7] 王斌,丛文铭.肝细胞癌克隆起源研究进展[J].第二军医大学学报,

2009,30(3):309 – 312.

[8] Zhao Q, Su CQ, Dong H, et al. Hepatocellular carcinoma and hepatic adenocarcinosarcoma in a patient with hepatitis B virus-related cirrhosis [J]. Semin Liver Dis, 2010,30(1):107 – 112.

[9] 丛文铭,吴孟超. 肝癌术后复发的发生机制及临床病理学意义(专题笔谈)[J]. 中国实用外科杂志,2012,32(10):809 – 811.

[10] Zhu Z, Zhu HF, Gu YJ, et al. Two closely neighboring hepatocellular carcinomas mimicking intrahepatic metastasis are confirmed as double primary tumors by the loss of heterozygosity analysis of microsatellites [J]. Chin Med J (Engl), 2013,126(16):3187 – 3189.

[11] Wang B, Xia CY, Lau WY, et al. Determination of clonal origin of recurrent hepatocellular carcinoma for personalized therapy and outcome evaluation: a new strategy to hepatic surgery [J]. J Am Coll Surgeons, 2013,217(6):1054 – 1062.

[12] 俞花,喻昊,董伟,等. 肝细胞癌术后早期复发的危险因素分析[J]. 中华临床医师杂志(电子版),2013,7(10):4294 – 4297.

[13] 朱玉瑶,顾怡瑾,陆新元,等. 二例术后远期复发性肝细胞癌的克隆特点分析[J]. 中华肿瘤杂志,2014,36(6):450 – 452.

[14] 丛文铭. 肝癌复发转移的分子机制与病理学评估策略[J]. 中华肝脏病杂志,2016,24(5):324 – 326.

[15] Zhao Q, Yu WL, Lu XY, et al. Combined hepatocellular and cholangiocarcinoma originating from the same clone: a pathomolecular evidence-based study [J]. Chin J Cancer, 2016,24,35(1):82.

[16] Wang H, Cong WM. New strategy to distinguish clonal origin of RHCC/MHCC between intrahepatic metastasis and multicentric occurrence [J]. Hepatoma Res, 2018,4:14.

第三节 肝癌微血管侵犯病理学诊断研究

[1] Feng LH, Dong H, Lau WY, et al. Novel microvascular invasion-based prognostic nomograms to predict survival outcomes in patients after R0 resection for hepatocellular carcinoma [J]. J Cancer Res Clin

Oncol，2017,143(2):293－303.

［2］ Wang H，Du PC，Wu MC，et al. Postoperative adjuvant transarterial chemoembolization for multinodular hepatocellular carcinoma within the Barcelona Clinic Liver Cancer early stage and microvascular invasion ［J］. Hepatobiliary Surg Nutr，2018,7(6):418－428.

［3］ Wang H，Wu MC，Cong WM. Microvascular invasion predicts a poor prognosis of solitary hepatocellular carcinoma up to 2 cm based on propensity score matching analysis ［J］. Hepatol Res，2019，49(3):344－354.

［4］ Wang H，Feng LH，Qian YW，et al. Does microvascular invasion in Barcelona Clinic Liver Cancer stage A multinodular hepatocellular carcinoma indicate early-stage behavior ［J］. Ann Transl Med，2019,7(18):428.

［5］ 丛文铭,吴孟超.努力提高我国肝癌微血管侵犯的精细化诊断和个体化治疗水平[J].中华肝胆外科杂志,2019,25(10):721－724.

［6］ Wang H，Qian YW，Wu MC，et al. Liver resection is justified in patients with BCLC intermediate stage hepatocellular carcinoma without microvascular invasion ［J］. J Gastrointest Surg，2020，24(12):2737－2747.

第四节　肝胆肿瘤组织病理学诊断研究

［1］ 丛文铭,吴孟超.原发性肝脂肪肉瘤一例[J].肿瘤,1990,10:68.

［2］ 丛文铭,吴孟超,陈汉,等.肝脏局灶性结节性增生二例[J].临床肝胆病杂志,1991,7(2):112.

［3］ 丛文铭,吴孟超,张晓华,等.局灶性肝脂肪变四例[J].第二军医大学学报,1992,13(1):93－94.

［4］ 丛文铭,吴孟超,张晓华,等.肝癌多发癌 10 例报道[J].肿瘤,1992,12(4):182.

［5］ 丛文铭,吴孟超,陈汉,等.肝脏血管平滑肌脂肪瘤一例[J].中华外科杂志,1992,30(10):618.

［6］ 丛文铭,吴孟超,张晓华,等.17 例肝脏炎性假瘤的临床病理分析[J].临

床与实验病理学杂志,1993,9(3):195-196.

[7] 丛文铭,吴孟超,陈汉,等. 肝腺瘤样增生三例[J]. 中华医学杂志,1993,73(4):212.

[8] 丛文铭,吴孟超,张晓华,等. 肝胆管囊腺瘤四例[J]. 中华消化杂志,1993,13(4):244.

[9] 吴孟超,丛文铭,张晓华,等. 1000 例肝细胞癌的临床病理研究[J]. 肿瘤防治研究,1993,20(3):137-139.

[10] 丛文铭,姚晓平,徐冠南,等. 肝脏炎性假瘤伴血清甲胎蛋白升高二例[J]. 癌症,1993,12(4):347.

[11] 王一,丛文铭,张秀忠,等. 肝脏瘤样病变的临床和病理特点(附 38 例分析)[J]. 中华肿瘤杂志,1993,15(5):375-377.

[12] 丛文铭,王一,吴孟超. 原发性肝脏纤维肉瘤一例[J]. 肿瘤,1995,15(2):93.

[13] 张秀忠,丛文铭,吴孟超,等. 72 例转移性肝癌的临床病理学特点[J]. 肝胆外科杂志,1995,3(1):35-36.

[14] 丛文铭,吴孟超,杨甲梅. 双结节混合细胞性肝癌一例[J]. 中华病理学杂志,1996,25(2):124-125.

[15] 丛文铭,吴孟超,王一,等. 3160 例肝脏肿瘤临床病理研究[J]. 中华病理学杂志,1997,26(2):70-73.

[16] 丛文铭,赵新. 乳腺癌术后 13 年肝脏和结肠转移 1 例[J]. 中国实用外科杂志,1999,19(6):335.

[17] 潘晶,丛文铭. 肝脏上皮样血管内皮瘤[J]. 临床与实验病理学杂志,2003,19(1):85-87.

[18] 朱忠政,丛文铭. 十二指肠间质瘤 2 例[J]. 诊断病理学杂志,2004,11(2):93.

[19] 徐春艳,丛文铭,张树辉,等. 肝腺瘤样增生 12 例临床病理特点[J]. 诊断病理学杂志,2005,12(6):429-431.

[20] 俞文隆,张永杰,董辉,等. 肝门部胆管癌的病理生物学特点及其临床意义的研究[J]. 中华外科杂志,2009,47(15):1162-1166.

[21] Xia CY, Cong WM, Han WJ, et al. Primary leiomyosarcoma with multiple nodules arising from the greater omentum [J]. Dig Liver Dis, 2010,42(11):828-829.

[22] 俞花,朱珍,陆新元,等.20 例伴肝细胞癌的同时性多原发性恶性肿瘤的临床病理特点[J].中国癌症杂志,2010,20(12):957－960.

[23] 丛文铭.肝脏淋巴增生性病变的外科病理学特点及临床意义(专家述评)[J].肝胆外科杂志,2011,19(1):10－13.

[24] Zhu Z, Guo J, Dong H, et al. Primary chondrosarcoma of the liver: a case report and review of the literature[J]. J Med Coll PLA,2011,26(3):128－133.

[25] Xian ZH, Cong WM, Lu XY, et al. Angiogenesis and lymphangiogenesis in sporadic hepatic angiomyolipoma[J]. Pathol Res Pract,2011,207(7):403－409.

[26] 丛文铭.肝脏穿刺活检诊断临床病理学要则(专家论坛)[J].临床与实验病理学杂志,2012,28(4):359－361.

[27] 丛文铭.肝脏良性占位性病变的病理学分类及诊断要点概述(专题笔谈)[J].中国实用外科杂志,2013,33(9):731－733.

[28] 朱珍,丛文铭.肝内胆管细胞癌的临床病理学研究(专家论坛)[J].临床肝胆病杂志,2013,29(1):42－44.

[29] 赵骞,刘海平,冼志红,等.41 例肝脏原发性恶性血管肿瘤的临床病理特点[J].临床肿瘤学杂志,2013,18(8):718－722.

[30] 刘海平,丛文铭.肝细胞腺瘤:分子病理学新认识与临床诊治新模式(述评)[J].临床肝胆病杂志,2013,29(11):801－804.

[31] 赵骞,刘海平,顾怡瑾,丛文铭.35 例原发性肝脏淋巴瘤的临床病理特点及预后分析[J].中华肿瘤杂志,2013,35(9):689－692.

[32] 付华辉,金光值,刘海平,丛文铭.肝细胞腺瘤临床病理学观察[J].临床与实验病理学杂志,2014,30(1):42－45.

[33] Wang H, Yu H, Qian YW, et al. Impact of surgical margin on the prognosis of early hepatocellular carcinoma (≤5 cm): A propensity score matching analysis[EB/OL]. Front Med,2020,7:139.

[34] Dong W, Yu H, Zhu YY, et al. A novel pathological scoring system for hepatic cirrhosis with hepatocellular carcinoma[J]. Cancer Manag Res,2020,12:5537－5547.

医林觅微　镜显菁华

第五节　肝胆肿瘤表型特点与病理学技术研究

［1］ 刘彦君,丛文铭,张秀忠,等.应用双重原位杂交研究 *myc*、*ras* 癌基因在人体肝细胞癌中的表达特征[J].第二军医大学学报,1996,17(1):6-9.

［2］ 丛文铭.肿瘤抑制基因变异的分子病理学研究进展[J].中华病理学杂志,2001,30(1):56-58.

［3］ Cong WM,Bakker A,Swalsky PA,et al. Multiple genetic alterations involved in the tumorigenesis of human cholangiocarcinoma:a molecular genetic and clinicopathological study [J]. J Cancer Res Clin Oncol,2001,127(3):187-192.

［4］ Wang Y ,Wu MC,Sham JS,et al. Different expression of hepatitis B surface antigen between hepatocellular carcinoma and its surrounding liver tissue,studied using a tissue microarray [J]. J Pathol,2002;197(5):610-616.

［5］ 丛文铭,吴孟超.肝癌基因组不稳定性的研究现状与展望(专家论坛)[J].第二军医大学学报,2002,23(1):5-8.

［6］ 丛文铭,吴孟超.肝内胆管癌的微卫星不稳定性和杂合性缺失特点[J].中华肿瘤杂志,2002,24(2):141.

［7］ 丛文铭,谭璐,张树辉,等.肝癌免疫组化诊断谱的研究和应用[J].中华肿瘤杂志,2002,24(6):553-556.

［8］ 丛文铭,吴孟超.21 世纪分子病理诊断的发展与展望(专家论坛)[J].第二军医大学学报,2003,24(4):351-355.

［9］ 朱忠政,丛文铭.乙型肝炎病毒和丙型肝炎病毒在肝癌发生中的作用研究进展[J].中华肝脏病杂志,2003,11(9):754-576.

［10］ 潘晶,丛文铭.肝细胞腺瘤肿瘤抑制基因杂合性缺失分析[J].临床与实验病理学杂志,2003,19(5):481-483.

［11］ Zhu ZZ,Cong WM,Liu SF,et al. Homozygosity for Pro of p53 Arg72Pro as a potential risk factor for hepatocellular carcinoma in Chinese population [J]. World J Gastroenterol, 2005,11(2):289-292.

［12］ 朱忠政,丛文铭,刘淑芳,等.*P53* 基因第 72 密码子多态与中国人群肝细胞癌遗传易感性的研究[J].中华医学杂志,2005,85(2):76-79.

[13] 潘晶,丛文铭.肝原发性淋巴瘤抑制基因杂合性缺失分析[J].临床与实验病理学杂志,2005,21(1):47-49.

[14] Zhu ZZ, Cong WM, Liu SF, et al. A p53 polymorphism modifies the risk of hepatocellular carcinoma among non-carriers but not carriers of chronic hepatitis B virus infection [J]. Cancer Lett, 2005, 229 (1):77-83.

[15] 董辉,丛文铭.肝内胆管癌分子生物学特性的研究进展[J].中华肝胆外科杂志,2005,11(1):65-67.

[16] 朱忠政,丛文铭,刘淑芳,等.亚甲基四氢叶酸还原酶基因 *C677T* 多态与肝细胞癌遗传易感性的相关研究[J].中华肝脏病杂志,2006,14(3):196-198.

[17] 董辉,丛文铭,冼志红,等.小肝细胞癌患者染色体 1p36 杂合性缺失的特点[J].中国肿瘤生物治疗杂志,2007,14(3):225-229.

[18] 朱忠政,丛文铭,冼志红,等.细胞周期蛋白 *D1* 基因多态性与肝细胞癌遗传易感性的相关性[J].中华肿瘤防治杂志,2007,14(20):1521-1523.

[19] 丛文铭.肝细胞癌分子病理学研究进展[J].临床与实验病理学杂志,2009,25(2):115-118.

[20] 董辉,丛文铭.肝脏常见肿瘤的免疫病理学诊断新进展[J].诊断学理论与实践,2009,8(5):561-563.

[21] Lu XY, Xi T, Lau WY, et al. Hepatocellular carcinoma expressing cholangiocyte phenotype is a novel subtype with highly aggressive behavior [J]. Ann Surg Oncol, 2011,18(8):2210-2217.

[22] Jin GZ, Li Y, Cong WM, et al. iTRAQ-2DLC-ESI-MS/MS based identification of a new set of immunohistochemical biomarkers for classification of dysplastic nodules and small hepatocellular carcinoma [J]. J Proteome Res, 2011,10(8):3418-3428.

[23] 金光植,顾怡瑾,喻昊,等.AKR1B10 联合 GPC-3 在肝细胞癌免疫组化诊断中的应用[J].第二军医大学学报,2012,33(6):625-628.

[24] 金光植,喻昊,董辉,等.Galectin-4 蛋白在肝细胞癌中特异性高表达[J].肝脏,2012,17(9):646-648.

[25] Jin GZ, Yu WL, Dong H, et al. SUOX is a promising diagnostic and

医林觅微 镜显菁华

prognostic biomarker for hepatocellular carcinoma [J]. J Hepatol, 2013,59(3):510－517.

［26］Jin GZ, Dong H, Yu WL, et al. A novel panel of biomarkers in distinction of small well-differentiated HCC from dysplastic nodules and outcome values [J]. BMC Cancer, 2013,13:161.

［27］Yu H, Jin GZ, Liu K, et al. Twist2 is a valuable prognostic biomarker for colorectal cancer [J]. World J Gastroenterol, 2013, 19 (15): 2404－2411.

［28］俞花,冼志红,董伟,等. 浅谈做好病理技术室质量控制的体会[J]. 临床与实验病理学杂志,2013,29(9):1031－1032.

［29］冼志红,秦纯,丛文铭. 重视特殊染色在肝脏活检病理诊断中的应用[J]. 临床与实验病理学杂志,2013,29(4):424－426.

［30］付华辉,丛文铭. 超重和肥胖患者肝细胞腺瘤微卫星不稳定性特点[J]. 中华肿瘤防治杂志,2013,20(20):1557－1560.

［31］董伟,俞花,冼志红,等. 肝脏组织脱水流程及试剂更换改进方法[J]. 临床与实验病理学杂志,2014,(9):1060－1062.

［32］Jin GZ, Dong W, Dong H, et al. The diagnostic and prognostic value of MRP8/MRP14 in intrahepatic cholangiocarcinoma [J]. Oncotarget, 2015,6(36):39357－39364.

［33］冯龙海,丛文铭. 肝细胞癌免疫组化诊断谱组合策略研究进展[J]. 临床与实验病理学杂志,2015,31(2):186－189.

［34］Liu HP, Zhao Q, Jin GZ, et al. Unique genetic alterations and clinicopathological features of hepatocellular adenoma in Chinese population [J]. Pathol Res Pract, 2015,211(12):918－924.

［35］Gu YJ, Zhu YY, Lu XY, et al. Hepatic carcinosarcoma: evidences of polyclonal origin based on microsatellite DNA analysis [J]. Pathol Res Pract, 2015,211(12):905－910.

［36］Zhang SS, Song X, Cao D, et al. Pan-mTOR inhibitor MLN0128 is effective against intrahepatic cholangiocarcinoma in mice [J]. J Hepatol, 2017,67(6):1194－1203.

［37］Xian ZH, Qin C, Cong WM. *KRAS* mutation and immunohistochemical profile in intraductal papillary neoplasm of the intrahepatic bile

第四章 专业篇

ducts [J]. Pathol Res Pract，2018，214(1)：105 - 111.

［38］王瀚，丛文铭. 双表型肝细胞癌新亚型的临床病理学研究进展[J]. 中国肿瘤临床,2017,44(12):616 - 619.

［39］Jin GZ，Zhang Y，Cong WM，et al. Phosphoglucomutase 1 inhibits hepatocellular carcinoma progression by regulating glucose trafficking [J]. PLoS Biol，2018，16(10)：e2006483.

［40］Chen J，Zhao Y，Lu X，et al. Suppression of CK - 19 expression by shRNA can inhibit the malignancy of hepatocellular carcinoma cells [J]. Int J Clin Exp Med，2018，11(4)：3551 - 3559.

［41］Lu XY，Chen D，Gu XY，et al. Predicting value of ALCAM as a target gene of microRNA - 483 - 5p in patients with early recurrence in hepatocellular carcinoma [J]. Front Pharmacol，2018，8：973.

［42］Yu H，Wang H，Xu HR，et al. Overexpression of *MTHFD1* in hepatocellular carcinoma predicts poorer survival and recurrence [J]. Future Oncol，2019，15(15)：1771 - 1780.

［43］Yu WL，Yu GZ，Dong H，et al. Proteomics analysis identified TPI1 as a novel biomarker for predicting recurrence of intrahepatic cholangiocarcinoma [J]. J Gastroenterol，2020，55(12)：1171 - 1182.

［44］Dong W，Yan K，Yu H，et al. Prognostic nomogram for sorafenib benefit in hepatitis B virus related hepatocellular carcinoma after partial hepatectomy [J]. Front Oncol，2020；10：605057.

第六节　肝癌病理学进展与规范化诊断研究

［1］丛文铭. 肝脏肿瘤临床病理学研究的回顾与展望(专家论坛)[J]. 第二军医大学学报,2002,23(5):468 - 470.

［2］周晓军,丛文铭. 我国肝脏病理学近十年的回顾与展望[J]. 中华病理学杂志,2005,34(8):493 - 495.

［3］丛文铭,吴孟超. 肝脏及肝内胆管系统肿瘤的外科病理学特点[J]. 中华肝胆外科杂志,2008,14(5):358 - 360.

［4］丛文铭. 我国肝胆系统肿瘤病理学研究的回顾和展望(高端述评)[J]. 中华肿瘤防治杂志,2008,15(2):81 - 83.

［5］ 丛文铭,吴孟超. 重视对肝脏肿瘤病理生物学特性的研究(外科论坛)
［J］.中华外科杂志,2010,48(15):1121－1124.

［6］ Cong WM,Dong H,Tan L, et al. Surgicopathological classification of
hepatic space-occupying lesions：a single-center experience with litera-
ture review［J］. World J Gastroenterol,2011,17(19):2372－2378.

［7］ 丛文铭,吴孟超. 璧禅求悟传承创新—关于肝胆肿瘤外科病理学发展的
几点思考(大视野)［J］.中华肝胆外科杂志,2012,18(9):649－651.

［8］ Cong WM,Hu XQ,Sun YT, et al. Expert consensus on the scheme of
pathological diagnosis of primary liver cancer［J］. Chin Clin Oncol,
2012,1(1):77－81.

［9］ 丛文铭.关于建立肝胆系统肿瘤病理生物学诊断模式的思考(专家论坛)
［J］.临床与实验病理学杂志,2013,29(1):3－5.

［10］ 丛文铭,吴孟超. 我国肝脏外科病理学研究回顾与展望(专家论坛)［J］.
中华肝脏病杂志,2013,21(3):90－92.

［11］ 丛文铭,吴孟超. 肝癌分子病理诊断新思路与临床治疗新策略(述评)
［J］.中华医学杂志,2014,94(20):1521－1523.

［12］ Cong WM,Wu MC. New insights into molecular diagnostic pathology
of primary liver cancer：advances and challenges［J］. Cancer Lett,
2015,368(1):14－19.

［13］ 董辉,丛文铭.提高肝癌规范化病理诊断水平,为临床精细化治疗保驾护
航——《原发性肝癌规范化病理诊断指南(2015 版)》解读［J］.中国普通
外科杂志,2016,25(7):939－943.

［14］ 丛文铭. 肝癌规范化病理诊断［J］. 中国实用外科杂志,2016,36
(6):686－687.

［15］ 丛文铭.原发性肝癌诊疗规范(2019 版)病理部分解读——大力普及肝癌
病理的规范化诊断［J］.中国医学论坛报,2020 年 5 月 7 日,B2.肿瘤.

［16］ Sheng X,Ji Y,Ren GP, et al. A standardized pathological proposal for
evaluating microvascular invasion of hepatocellular carcinoma：A
multicenternationwide study by LCPGC［J］. Hepatol Int,2020,14
(6):1034－1047.

第七节　肝脏移植病理学诊断研究

［1］丛文铭,吴孟超,谭璐,等.肝脏移植三例[J].中华病理学杂志,2000,29 (4):315－317.

［2］丛文铭.移植肝排异反应的病理改变[J].诊断病理学杂志,2001,8(4): 234－236.

［3］丛文铭,吴孟超.肝移植后纤维化胆汁淤积性肝炎的临床病理特点[J]. 外科理论与实践,2004,9(3):240－242.

［4］丛文铭,张淑英,王政禄,等.肝移植665例穿刺活检病理诊断总结[J]. 中华病理学杂志,2005,34(11):716－719.

［5］丛文铭.肝脏移植病理诊断中值得重视的几个问题[J].中华肝脏病杂 志,2007,15(5):385－386.

［6］王斌,丛文铭.肝移植缺血再灌注损伤的临床病理特点及诊断[J].临床 与实验病理学杂志,2007,23(4):480－482.

［7］夏春燕,刘惠敏,丛文铭.肝移植术后主要并发症的病理观察指标分析 [J].临床与实验病理学杂志,2008,24(2):184－187.

［8］夏春燕,丛文铭.肝缺血-再灌注损伤分子标志物的研究进展[J].第二军 医大学学报,2008,29(6):699－702.

［9］Xia CY, Li L, Liu HM, et al. High expression of angiotensin-conver- ting enzyme and angiotensin-converting enzyme 2 in preservation injury after liver transplantation in rats ［J］. Hepatol Res，2009，39 (11):1118－1124.

［10］夏春燕,刘惠敏,丛文铭.肝移植术后三种主要并发症患者的肝生化指标 变化特点分析[J].肝脏,2009,14(6):439－441.

［11］董辉,夏春燕,王斌,等.肝移植术后1052例次肝穿刺病理诊断总结[J]. 中华肝脏病杂志,2010,18(4):300－301.

［12］顾怡瑾,冼志红,俞花,等.肝移植穿刺活检组织快速石蜡制片方法探讨 [J].临床与实验病理学杂志,2010,26(6):761－762.

［13］丛文铭,董辉.肝移植术后小肝综合征的组织学观察一例[J].中华器官 移植杂志,2010,31(10):635－636.

［14］丛文铭,陆新元,董辉,等.肝移植术后急性排异的病理类型与转归:附

1120 例次肝穿刺分析[J]. 临床与实验病理学杂志,2011,27(2):117-120.

[15] 丛文铭,王政禄. 我国肝脏移植病理学的发展回顾与思考(专家述评)[J]. 器官移植,2011,2(3):121-124.

[16] 董辉,丛文铭. 中央静脉周围炎型急性排斥反应的临床与病理学研究进展[J]. 器官移植,2011,2(3):172-174.

[17] 丛文铭. 肝移植术后肝穿刺随访怎样做[J]. 健康报,2012 年 2 月 16 日,第 8 版,医学前沿.

[18] 董辉,丛文铭. 肝移植后抗体介导性排斥反应的进展[J]. 中华器官移植杂志,2014,35(8):509-511.

[19] 丛文铭,王政禄. 我国器官移植病理学的发展现状与展望[J]. 实用器官移植电子杂志,2019,7(5):356-357.

[20] 王政禄,丛文铭. 器官移植病理学临床技术操作规范(2019 版)—肝移植[J]. 器官移植,2019,10(3):267-277.

第八节 主持及参与制定的指南和规范

[1] 全国肝胆肿瘤及移植病理协作组. 肝脏移植常见病变的病理诊断与分级指南(Ⅰ)[J]. 中华器官移植杂志,2008,29(1):49-51.(通讯作者:丛文铭)

[2] 全国肝胆肿瘤及移植病理协作组. 肝脏移植常见病变的病理诊断与分级指南(Ⅱ)[J]. 中华器官移植杂志,2009,30(10):626-628.(通讯作者:丛文铭)

[3] 中华医学会器官移植学分会,中国医师协会器官移植医师分会,中国抗癌协会肝癌专业委员会病理学组,中华医学会病理学分会消化病理学组,中华医学会病理学分会全国肝胆肿瘤及移植病理协作组. 肝移植常见并发症病理诊断指南(2016 版)[J]. 中华器官移植杂志,2016,37(8):494-501.(通讯作者:丛文铭)

[4] 中国抗癌协会肝癌专业委员会,中国抗癌协会临床肿瘤学协作专业委员会,中华医学会肝病学会肝癌学组,全国肝胆肿瘤及移植病理协作组. 原发性肝癌规范化病理诊断方案专家共识[J]. 中华医学杂志,2011,91(12):802-804.(通讯作者:丛文铭)

［5］国家卫计委医院管理研究所肿瘤病理规范化诊断项目组,丛文铭,纪元,李增山.肝癌病理规范化诊断.2017.

［6］中华医学会肝病学分会药物性肝病学组.药物性肝损伤诊治指南[J].中华肝脏病杂志.2015,23(11):810－820.(参与撰写)

［7］中国抗癌协会肝癌专业委员会,中华医学会肝病学分会肝癌学组,中国抗癌协会病理专业委员会,中华医学会病理学分会消化病学组,中华医学会外科学分会肝脏外科学组,中国抗癌协会临床肿瘤学协作专业委员会,全国肝胆肿瘤及移植病理协作组.原发性肝癌规范化病理诊断指南(2015年版)[J].中华肝胆外科杂志,2015,21(3):145－151.(通讯作者:丛文铭)

［8］中华人民共和国卫生部.原发性肝癌诊疗规范(2011年版)[J].临床肝胆病杂志,2011,27(11):1141－1159.(参加编写)

［9］中华人民共和国国家卫生和计划生育委员会.原发性肝癌诊疗规范(2017年版)[J].临床肝胆病杂志,2017,33(8):1419－1431.(病理学组组长)

［10］中华人民共和国国家卫生健康委员会.原发性肝癌诊疗规范(2019年版)[J].中华肝脏病杂志,2020,28(2):112－128.(病理学组组长)

［11］《中华肝脏病杂志》编辑委员会,中华医学会肝病学分会肝癌学组.肝细胞癌癌前病变的诊断和治疗多学科专家共识(2020版)[J].临床肝胆病杂志,2020,36(3):514－518.(编写专家)

（丛文铭　董　辉　冼志红　俞　花）

第五章　学术篇

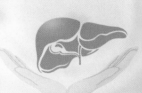

　　病理科以观察到的肝癌特殊病理现象为切入点，设计研究路线，申请基金课题，注重将研究结果在病理诊断实践中加以验证和应用，不断提升对肝脏肿瘤生物学特性的认知水平。

第一节　主编专著

［1］丛文铭. 肝胆肿瘤病理学彩色图谱［M］. 上海：上海科学技术文献出版社，1998.

［2］丛文铭，朱世能. 肝胆肿瘤诊断外科病理学［M］. 上海：上海科技教育出版社，2002.

［3］丛文铭，王政禄. 肝脏移植临床病理学［M］. 北京：军事医学科学院出版社，2011.

［4］丛文铭. 肝胆肿瘤外科病理学［M］. 北京：人民卫生出版社，2015.

［5］Cong WM. Surgical Pathology of Hepatobiliary Tumors［M］. © Springer Nature Singapore Pte Ltd，and People's Medical Publishing House，2017.

［6］丛文铭，郑建明. 临床病理诊断与鉴别诊断—肝、胆、胰疾病［M］. 北京：人民卫生出版社，2019.

第二节 参编专著

［1］Cong WM，Wu MC，Zhang XH，et al. Detection of HBV-DNA by in situ hybridization and measurement of DNA content by image analysis technique in cirrhotic tissues［M］//Tang ZY. Advances in liver cancer and hepatitis research-1991 Shanghai International Symposium on Liver Cancer and Hepatitis. Shanghai：Shanghai Medical University Press，1991.

［2］朱世能,丛文铭. 肝脏肿瘤病理学类型［M］//刘复生. 中国肿瘤病理学分类. 北京:北京科技文献出版社,2001.

［3］丛文铭. 肝脏恶性上皮性肿瘤;肝脏移植排异的病理改变［M］//武忠弼,杨光华. 中华外科病理学. 北京:人民卫生出版社,2002.

［4］丛文铭. 肝脏移植病理学［M］//严律南. 肝脏外科. 北京:人民卫生出版社,2002.

［5］丛文铭. 原发性肝癌的发病机制及诊治进展［M］//梅长林,李兆申,朱樑. 内科学教程. 北京:人民卫生出版社,2003.

［6］丛文铭,陈乐真,张树辉. 肝外胆管肿瘤与瘤样病变;肝肿瘤;胆道口壶腹部肿瘤;胰腺肿瘤与瘤样病变［M］//陈乐真. 手术中病理诊断图鉴. 北京:北京科学技术文献出版社,2005.

［7］丛文铭,董辉,冼志红:肝脏及肝内胆管系统肿瘤［M］//吴秉铨,刘彦仿. 免疫组织化学病理诊断. 北京:北京科学技术出版社,2007.

［8］丛文铭. 形态病理和免疫病理巧妙结合,正确诊断肝脏肿瘤［M］//宗淑杰,吴明江,秦银河,等. 医家金鉴. 病理学卷. 北京:军事医学科学出版社,2007.

［9］丛文铭,王政禄. 肝脏移植病理概述及肝功能异常的病理学［M］//黄洁夫. 中国肝脏移植. 北京:人民卫生出版社,2009.

［10］朱世能,丛文铭. 肝疾病［M］//中华医学会病理学分会. 临床诊疗指南:病理学分册. 北京:人民卫生出版社,2009.

［11］张颖秋,董辉译,丛文铭校. 排异反应的组织学类型和其他原因导致的肝功能不全［M］//杨甲梅,沈锋,姜小清. 肝移植(美). 上海:第二军医大学出版社,2009.

［12］丛文铭.肝肿瘤病理学［M］//吴孟超,沈锋.肝癌.北京:北京大学医学出版社,2010.

［13］丛文铭,董辉,冼志红.肝脏及肝内胆管系统肿瘤［M］//吴秉铨,刘彦仿.免疫组织化学病理诊断(第 2 版).北京:北京科学技术出版社,2013.

［14］董辉译,丛文铭,于乐成.药物性肝病的组织病理学评估［M］//茅益民,于乐成主译.药物性肝病(美).上海:上海科学技术出版社,2016.

［15］丛文铭,陆新元.小肝细胞癌的病理学特征［M］//陈敏山.小肝癌的多学科治疗.北京:人民卫生出版社,2017.

［16］丛文铭,陈佳.肝胆肿瘤分子病理与精准诊断［M］//卞修武.分子病理与精准诊断.上海:上海交通大学出版社,2018.

［17］丛文铭.肝脏和胆道疾病［M］//杜祥.医师考核培训规范教程·病理科分册,上海:上海科学技术出版社,2018.

［18］张永杰,丛文铭.胆道病理学［M］.上海:上海科技出版社,2019.(病理科董辉:副主译之一)

［19］王瀚,丛文铭.肝细胞癌和复发性肝细胞癌的规范化病理诊断.文天夫.肝细胞癌切除术后复发转移的多学科防治.北京:人民卫生出版社(已交稿待出版).

［20］丛文铭,纪元,王国平,等.我国肝癌病理学十年发展回顾与展望.陈孝平.中国肝癌诊疗发展历程.北京:人民卫生出版社(已交稿待出版).

第三节 基金课题

一、国家基金课题

［1］丛文铭.国家自然科学基金:双重原位杂交技术建立及对 HBV DNA 与癌基因关系的研究.项目编号:39070386;研究起止时间:1991.01—1993.06.

［2］丛文铭.国家自然科学基金:小肝癌基因组微卫星变异与分子生物学特性关系的研究.项目编号:30370645;研究起止时间:2004.01—2006.12.

［3］朱忠政.国家自然科学基金:肝细胞癌高危人群单核苷酸多态性表型特征及其临床意义的研究.项目编号:30470791;研究起止时间:2005.01—2007.12.

［4］丛文铭. 国家自然科学基金: 术后复发性肝癌克隆起源的分子检测及临床应用. 项目编号: 30872506; 研究起止时间: 2009.01—2011.12.

［5］丛文铭. 国家自然科学基金: 肝细胞癌的一种新亚型: 双表型肝癌的细胞分选、分子生物学特性及其临床病理学意义. 项目编号: 81072026; 研究起止时间: 2011.01—2013.12.

［6］董辉. 国家自然科学基金青年科学基金项目: 小肝癌及癌前病变基因组甲基化序贯变异特征与早期分子诊断. 项目编号: 81000969; 研究起止时间: 2011.01—2013.12.

［7］丛文铭. 国家自然科学基金: 复发性肝癌克隆型特异性 miRNAs 标签及对靶基因的调控和应用. 项目编号: 81272662; 研究起止时间: 2013.01—2016.12.

［8］金光植. 国家自然科学基金青年科学基金: $PGM1$ 基因在肝细胞癌中的抑癌功能及分子机制. 项目编号: 81201937; 研究起止时间: 2013.01—2015.12.

［9］丛文铭. 国家自然科学基金: MiR-483-5p 通过靶基因 $CacyBP$ 调控 Wnt 信号通路关键分子维持双表型肝细胞癌双向分化的机制研究. 项目编号: 81472278; 研究起止时间: 2015.01—2018.12.

［10］金光植. 国家自然科学基金: SUOX 调控对肝癌细胞生物学功能的影响机制及其在化疗敏感性中的作用. 项目编号: 81472769; 研究起止时间: 2015.01—2018.12.

［11］钱尤雯. 国家自然科学基金青年科学基金: Oct4 通过诱导去分化维持 $CK19^+$ 双表型肝细胞癌的机制研究. 项目编号: 81502086; 研究起止时间: 2016.01—2018.12.

［12］陆新元. 国家自然科学基金青年科学基金: ALCAM 调控 MMPs 表达介导上皮-间质转化促进双表型肝细胞癌侵袭转移的分子机制研究及临床预后评估. 项目编号: 81602603; 研究起止时间: 2017.01—2019.12.

［13］金光植. 国家自然科学基金: RAN 蛋白调控 PGM1 核表达缺失在肝细胞癌发生发展中的机制研究. 项目批准号: 81972574; 研究起止时间: 2020.01—2023.12.

二、军队基金课题

［1］军队"七五"医学攻关课题专题题目: 小肝细胞癌 DNA 含量及其形态特

征的定量研究及其临床意义. 项目编号：Ⅳ－23－061－069；研究起止时间：1988.01—1991.01.

［2］军队"八五"医学攻关课题专题题目：人肝癌癌前病变分子病理特征及其临床意义的研究. 项目编号：91A018－0052；研究起止时间：1991.01—1995.08.

［3］军队医药卫生杰出中青年科研基金：肝细胞癌克隆起源特征及其术后复发机理的研究. 项目编号：1996 卫科训字 95 号；研究起止时间：1997.01—1999.12.

三、参与重点课题 ⊘

［1］国家 863"重大疾病相关基因的研究"：遗传资源的调查和采集。肝癌样本的收集：课题编号：Z19－01－01－01；研究起止时间：1998.01—2000.12。参加由顾建人院士牵头，有 5 个单位共同参与肝癌样本的采集和信息收集登记工作。

［2］王红阳院士"国家自然科学基金委员会创新研究群体科学基金"：炎症促进细胞癌变的分子调控. 课题编号：81221061,81521091；研究起止时间：2013—2015 年度,2016—2018 年度。参加王红阳院士组织的创新群体学术交流活动。

四、上海市基金课题 ⊘

［1］丛文铭. 上海青年自然科学基金：早期肝细胞癌病理生物学特性的动物实验及临床研究. 项目编号：87YB01007；研究起止时间：1987.08—1989.10.

［2］丛文铭. 上海市卫生系统百名跨世纪优秀学科带头人培养计划. 项目编号：98BR007；培养起止时间：1998—2003.

［3］丛文铭. 上海市科委 2010 年度"科技创新行动计划"生物医药和农业科技领域重点科技项目：肝癌术后复发风险度及克隆差异的分子病理分型及其检测方法的研究. 项目编号：10411951000；研究起止时间：2010.7.01—2013.9.30.

［4］董辉. 上海市卫生和计划生育委员会青年课题：小肝癌及癌前病变 CPG 岛高甲基化及微小 RNA 表达谱变异特征与早期分子诊断. 项目编号：2010Y001；研究起止时间：2011.01—2012.12.

〔5〕陆新元. 上海市卫生和计划生育委员会青年课题:与复发风险相关 mi-RNAs 的功能验证及靶基因预测. 项目编号:2013y121;研究起止时间:2014.01—2016.12.

〔6〕钱尤雯. 上海市卫生和计划生育委员会青年课题:核转录因子 Oct-4 维持 CK19$^+$ 双表型肝细胞癌(DPHCC)的机制研究. 项目编号:20154Y0140;研究起止时间:2016.01—2018.12.

五、学校和医院课题

〔1〕赵骞. 第二军医大学校级青年启动基金:肝脏祖细胞在混合型肝癌起源过程中的分化机制及干预策略. 研究起止时间:2019.01.01—2020.12.31.

〔2〕董辉. 东方肝胆外科医院优秀中青年医师英才开发计划:多组织学结构肝细胞癌的基因组变异特征及其分子诊断策略的研究. 研究起止时间:2019.06—2022.06.

第四节 获奖项目

一、国家科技进步奖

〔1〕国家科技进步奖三等奖:早期肝细胞癌生物病理学特性的系列研究. 获奖人员:丛文铭,吴孟超,张晓华,陈汉,张秀忠. 证书号:95-3-028-01;获奖日期:1995 年 12 月。

二、军队科研成果奖

〔1〕军队科技进步奖三等奖:肝细胞癌 DNA 含量以及形态特征的定量测定及其临床病理学意义. 获奖人员:丛文铭,吴孟超,陈汉,张秀忠. 证书号:89-3-145-1;奖励日期:1989 年 11 月。

〔2〕军队科技进步奖二等奖:早期肝细胞癌病理生物学特性的动物实验及其临床研究. 获奖人员:丛文铭,吴孟超,张晓华,陈汉,韦正,张秀忠. 证书号:92-2-200-1;奖励日期:1992 年 7 月。

〔3〕军队科技进步奖二等奖:肝脏肿瘤外科临床及病理学特征的研究. 获奖人员:丛文铭,吴孟超,王一,张秀忠,陈汉,张晓华,姚晓平. 证书号:

96-2-126-1;奖励日期:1996年8月。

[4] 军队医疗成果奖二等奖:单中心1147例次肝移植肝穿刺病理诊断的研究与应用. 获奖人员:丛文铭,董辉,夏春燕,冼志红,俞花,顾怡瑾. 证书号:2011-2-42-1;奖励日期:2011年10月。

[5] 军队医疗成果奖一等奖:肝胆系统肿瘤病理生物学诊断技术体系的建立与临床应用. 获奖人员:丛文铭,董辉,金光植,卫立辛,苏长青,吴东,殷正丰,俞花,吴孟超. 证书号:2014-1-5-1;奖励日期:2014年10月。

三、上海市科研成果奖

[1] 第二届上海医学科技奖一等奖:肝胆肿瘤诊断病理学和分子病理学特征的系列研究. 获奖人员:丛文铭,张树辉,冼志红,朱忠政,吴伟清,张秀忠,陈汉,吴孟超. 证书号:20041003;奖励日期:2004年7月。

[2] 2004年度上海市科技进步奖一等奖:肝胆肿瘤诊断病理学和分子病理学特征的系列研究. 获奖人员:丛文铭,张树辉,陈进清,冼志红,朱忠政,吴伟清,吴孟超. 证书号:2004-091-256-1-01;奖励日期:2004年12月。

[3] 第九届上海医学科技奖三等奖:1153例次大系列肝移植术后肝穿刺病理诊断的研究与应用. 获奖人员:丛文铭,董辉,夏春燕,张绍庚,王斌. 证书号:2010030101;奖励日期:2011年9月。

[4] 第十一届上海医学科技奖二等奖:肝癌生物学特性的基础与临床应用性研究. 获奖人员:丛文铭,苏长青,卫立辛,吴东,殷正丰,冼志红,井莹莹. 证书号:2012020101;奖励日期:2013年11月。

[5] 2013年度上海市科技进步奖二等奖:肝癌生物学特性的分子基础和评估体系的建立及其临床应用. 获奖人员:丛文铭,苏长青,卫立辛,吴东,殷正丰,董辉,井莹莹,陈洁,陆新元,金光植. 证书号:20134063-2-R01;奖励日期:2013年12月。

四、中华医学奖和基金会奖

[1] 第一届吴孟超肝胆外科医学奖二等奖. 获奖人员:丛文铭;奖励日期:1998年1月。

[2] 第二届吴孟超肝胆外科医学奖三等奖. 获奖人员:王一;奖励日期:1998年12月。

[3] 2004年中华医学科技奖二等奖:肝胆肿瘤诊断病理学和分子病理学特征

的系列研究. 获奖人员:丛文铭,张树辉,冼志红,朱忠政,吴伟清,张秀忠,吴孟超. 证书号:200402092P0701;奖励日期:2005 年 1 月。

〔4〕2015 年度中华医学科技奖三等奖:肝脏外科病理学诊断技术体系的创建及推广应用. 获奖人员:丛文铭,卫立辛,苏长青,吴东,殷正丰,董辉,高璐,陈洁. 证书号:201503286P0801;奖励日期:2015 年 12 月。

五、学会、学报和学术会议奖

〔1〕丛文铭. 第一次全国中青年医学学术交流会优秀论文二等奖:图像分析技术在肝细胞癌和异型增生肝细胞研究中的应用及其意义. 1986 年 12 月 8 日,北京。

〔2〕丛文铭. 第五次全国中青年医学学术交流会(普外)优秀论文一等奖:早期肝细胞癌病理生物学特性的动物实验及其临床研究. 1990 年 12 月 9 日,北京。

〔3〕丛文铭. 中华医学会病理学会第一届全国中青年学术会议优秀论文一等奖:肝癌癌前病变 HBV,AFPmRNA,ras 癌基因产物 P21 原位杂交与免疫组化及 DNA 含量与核形态特征图像分析仪测定研究. 1991 年 11 月 11 日,厦门。

〔4〕丛文铭. 全国外科合理用药与新技术应用学术会议暨中青年优秀论文表奖会优秀论文一等奖:人体肝癌 FCM 细胞周期比例与化疗药物敏感性关系的研究. 1993 年 5 月 15 日,北京。

〔5〕刘彦君. 1996 年度《第二军医大学学报》优秀论文:应用双重原位杂交技术定位检测肝细胞癌中乙型、丙型肝炎病毒. 1997 年 1 月 10 日,上海。

〔6〕张秀忠. 全军第二届病理技术学术会议优秀论文:应用 ABPAS 混合染色液测定肝癌组织中黏蛋白. 1997 年 6 月,上海。

〔7〕张秀忠. 全国病理新技术新进展研讨会优秀论文:应用 MG－G－G 组合染色法研究肝癌凋亡细胞。

〔8〕丛文铭. 第六届全军肿瘤学专业学术会议中青年优秀论文一等奖:肝细胞癌与肝内胆管细胞癌基因变异特点的比较分析. 2000 年 9 月 22 日,上海。

〔9〕丛文铭,董辉,冼志红,陆新元,俞花. 2011 年度中国抗癌协会科技奖三等奖:肝癌病理生物学特性及其临床应用研究. 证书号:K－1102－3－6－1;2012 年 7 月 11 日,天津。

[10] 冯龙海. 2015 年第二军医大学研究生论文报告会优秀研究生论文：A novel classification of microvascular invasion and prognostic nomogram are useful in predicting clinical survival of patients with hepatocellular carcinoma. 2015 年，上海。

[11] 冯龙海. 2016 年第十六届全军病理学术会议优秀论文一等奖：肝细胞癌微血管侵犯新型分级系统的建立及其临床病理学意义. 2016 年 12 月 4 日，北京。

[12] 赵骞. 2017 年度中国抗癌协会系列期刊优秀论文奖：Zhao Q，Yu WL，Lu XY，Dong H，Gu YJ，Sheng X，Cong WM，Wu MC. Combined hepatocellular and cholangiocarcinoma originating from the same clone：a pathomolecular evidence-based study. Chin J Cancer，2016，8（35）：82 - 93. *IF* 4.11. 2017 年 12 月 8 日，天津。

[13] 董伟. 2017 年中华医学会病理学分会第二十三次学术会议暨第七届中国病理年会优秀论文奖：肝细胞癌患者肝硬化病理分级评分系统的建立及临床病理学意义的研究. 2017 年 10 月 26 日，苏州。

[14] 王瀚. 2018 年中华医学会病理学分会第二十四次学术会议暨第八届中国病理年会颁发的"骏腾病理研究生奖学金". 2018 年 10 月 11 日，成都。

[15] 王瀚. 2018 年中华医学会病理学分会第二十四次学术会议暨第八届中国病理年会优秀壁报奖：肝细胞癌组织 HepPar - 1 表达临床意义倾向评分匹配研究. 2018 年 10 月 11 日，成都。

六、病理技术竞赛奖

[1] 俞花. 上海市医学会病理专科分会病理冷冻切片技术比赛优胜奖，2009.

[2] 秦纯. 上海市医学会病理专科分会免疫组化测评比赛优胜奖，2013.

[3] 秦纯. 上海市医学会病理专科分会病理冷冻切片技术比赛二等奖，2014.

[4] 冼志红. 上海市医学会病理专科分会免疫组化质控测评比赛二等奖，2015.

[5] 俞花. 上海市医学会病理专科分会常规病理 HE 制片技术竞赛一等奖，2015.

[6] 秦纯. 上海市医学会病理专科分会特殊染色比赛一等奖，2015.

[7] 董伟. 上海市医学会病理专科分会特殊染色比赛三等奖，2015.

[8] 秦纯. 上海市医学会病理专科分会常规病理 HE 切片技术竞赛三等

奖,2018.

第五节　学术会议报告

[1] 中华医学会病理学会第四次全国病理学术会议:图像分析技术在肝细胞癌和异型增生肝细胞研究中的应用及意义,1986.11。

[2] 第四届全军肿瘤学术会议:图像分析技术对肝细胞癌 DNA 含量的测定,1987.5。

[3] 第十一届全国外科学术会议:肝细胞癌生物学特性的 DNA 定量细胞化学研究及其临床意义,1988.10。

[4] 第一届全国肝癌学术会议:肝细胞不典型增生 DNA 含量及其形态特征的定量研究以及生物学意义,1988.11。

[5] 第二军医大学校庆四十周年科技论文报告会:小肝癌 DNA 含量的研究,1989.9。

[6] 第五届全国中青年医学学术交流会(普外):早期肝细胞癌病理生物学特性的动物实验研究,1990.10。(优秀论文一等奖)

[7] 第二届上海国际肝炎和肝癌学术会议:LCD 内 HBV‑DNA 原位杂交研究,1991.5。

[8] 第三届全国全军肝脏外科学术研讨会:复发性肝癌克隆起源的研究,1991.10。

[9] 中华医学会病理学会第一次全国中青年学术会议:肝癌癌前病变的 HBV‑DNA,AFPmRNA 原位杂交,C‑myc,N‑ras 免疫组化,核 DNA 含量及核二维和三维形态特征的图像分析仪测定的研究,1991.11。(优秀论文一等奖)

[10] 全国肿瘤病理学术讨论会:大鼠肝脏癌变过程中 DNA 干系水平的演变特征,1992.11。

[11] Milson T. S. Wang International Surgical Symposium：Surgical significance of small hepatocellular carcinoma：An analysis of ninety-three cases，1992.12。

[12] 全国外科合理用药与新技术应用学术会议暨中青年优秀论文表奖会:人体肝癌 FCM 细胞周期比例与化疗药物敏感性关系的研究,1993.5。(优秀论文一等奖)

［13］中华医学会第十二届全国外科学术会议：1 004 例肝细胞癌的临床病理学研究，1993.5。

［14］第十一届亚太地区肿瘤学术会议：Characterictic changes of DNA stemlines during hepatocarcinogenesis in rats，1993.11。

［15］第八届国际分化学会国际会议（ISD）：Pathobiologic characteristics of human liver cell dysplasia(LCD)，1994.10。

［16］第十二届亚太地区肿瘤学术会议：Studies on the clonal origins of recurrent hepatocellular carcinoma，1995.10。

［17］第三届亚洲临床肿瘤学会国际学术会议：Experimental *in vitro* study of drug sensitivity for liver cell cancer，1996.8。

［18］第五届香港国际病理学分会科学年会：Clinicopathologic features of 3，160 cases of primary hepatic tumors of China，1996.11。

［19］第一届全军诊断病理学术会议：肝脏移植免疫排异的病理诊断，1997.9。

［20］第四次国际病理学会中国区分会及中华医学会病理学分会联合学术会议：Expression of *AFP* gene in hepatocellular carcinoma and its pathobiologic significance，1997.10。

［21］第二届全国诊断病理及新技术在诊断病理中的应用研讨会：肝脏移植 7 例报告，1998.5。

［22］中华医学会病理学分会第 7 次大会：TSG 表型分析与肿瘤分子病理学研究，2000.6。

［23］第六届全军肿瘤学术会议：肝细胞癌与肝内胆管癌基因变异特点的比较分析，2000.9。（优秀论文一等奖）

［24］第四届上海国际肝炎和肝癌学术会议暨第二届程思远肝炎研究基金国际学术会议：Multiple genetic alterations involved in the tumorigenesis of human cholangiocarcinoma，2000.9。

［25］第八届全国肝癌学术会议：胆管癌分子病理学研究进展，2000.9。

［26］中华医学会病理学分会 2001 年学术会议：肝移植并发症的病理诊断，2001.10。

［27］上海市病理学学术年会：肝癌诊断病理学的某些研究进展，2002.12。

［28］中华医学会病理学分会第八届全国学术大会：肝胆肿瘤病理学研究进展，2004.4。

［29］港沪国际肝病会议：Multiple genetic alterations during hepatocarcinogenesis and its cliniopathological significance，2004.2。

[30] 全国器官移植学术会议:200 例次肝移植病理诊断,2004.8。

[31] 第四届国际病理学会亚太学术大会:Current studies on diagnostic and molecular pathology of liver cancer — EHBH experience，2005.8。

[32] 全国器官移植学术会议:我国肝移植病理诊断现状,2005.10。

[33] 第十届全国肝癌学术会议:肝脏肿瘤病理学研究进展,2005.10。

[34] 第六届沪港国际肝病会议：①Pathology of hepatocellular carcinoma (State-of-the-art Lecture)；②Dysplastic lesions and early hepatocellular carcinoma(Postgraduate Course)，2006.3。

[35] 中华医学会病理学分会 2006 年学术年会:肝癌癌前病变研究进展,2006.6。

[36] 第四届中国肿瘤学术大会:肝癌临床病理学研究进展,2006.10。

[37] 第十届全军病理学术会议:肝脏移植常见病变的病理诊断与分级指南（Ⅰ）,2007.8。

[38] 华夏病理网网络讲堂:肝胆肿瘤病理诊断概述,2007.10。

[39] 华夏病理网网络讲堂:肝脏占位性病变病理读片,2008.9。

[40] 全国器官移植学术会议:肝移植常见并发症病理诊断指南,2008.12。

[41] 第十二届全国肝癌学术会议:复发性肝癌的克隆起源及其临床病理学意义,2009.9。

[42] 中国抗癌协会胆道专业委员会首届学术会议:胆道肿瘤病理学特点,2009.11。

[43] 浙江省器官移植学术年会:肝移植肝穿刺活检病理诊断,2009.12。

[44] 第二十届亚太肝脏研究学会年会：① The Introduction of consensus guidelines for the pathological diagnosis on liver transplantation complications by Chinese Pathology Working Group on hepatobiliary tumors and liver transplantation. ② Hepatocellular carcinoma expressing dual phenotypes：a unique subtype with highly aggressive behavior and poor clinical prognosis，2010.3。

[45] 第十二届中华肝胆胰脾外科专业学术论坛:小肝癌研究呼唤中国标准,2010.4。

[46] 第十一届全军病理学术会议:肝脏肿瘤临床分子病理学研究进展,2010.8。

[47] 全国器官移植学术会议:肝移植术后急性排异的病理类型与转归特点,2010.10。

[48] 第十三届全国肝癌学术会议:肝脏肿瘤的分子病理诊断,2011.9。

[49] 全国器官移植学术会议:肝移植抗排异治疗后肝穿刺随访时机的病理学评估,2011.10。

[50] 中华医学会病理学分会第十七次学术会议暨首届中国病理年会报告论文及读片会:①中央静脉炎型急性排斥反应临床病理特点;②多次手术切除肝脏肿瘤一例,2011.10。

[51] 华夏病理网网络讲座:肝脏活检、肝脏肿瘤和肝脏移植的病理诊断问题,2011.12。

[52] 国际肝胆胰协会中国分会第五届全国学术研讨会:胆管细胞癌研究,2012.3。

[53] 中国抗癌协会肝癌专业委员会第二届全国肝癌中青年专家论坛:肝癌病理生物学诊断模式的思考,2012.8。

[54] 首都医科大学附属朝阳医院"全国肝癌病理培训和提高班":①肝脏肿瘤和相关病变的病理诊断;②肝脏占位性病变病理读片,2012.9。

[55] 第一届全军生物医学技术基础与临床转化大会:肝胆系统肿瘤规范化病理诊断模式的建立和应用,2012.11。

[56] 第四届亚太肝胆胰协会学术大会:Studies on pathobiological diagnosis of hepatocellular carcinoma in EHBH,2013.3。

[57] 首届中山国际肝病论坛:肝癌的病理生物学特性及其诊断模式的研究,2013.4。

[58] 第十四届全军病理学术会议:肝癌分子病理诊断进展概述——生物学特性新认识与临床诊疗新策略,2013.10。

[59] 中国器官移植大会:肝移植术后抗体介导性排异的病理诊断,2013.11。

[60] 拜耳肿瘤峰会:肝癌临床关切与病理诊断规范,2014.8。

[61] 第十四届中华肝胆胰脾外科专业学术论坛:肝胆肿瘤病理学的几个热点问题,2014.9。

[62] 第二届西南肝胆先锋联盟暨中国西部地区肝癌射频讨论会:HCC 微血管侵犯的病理诊断,2014.11。

[63] 原发性肝癌精粹中国行 2015 第二期:肝癌伴微血管癌栓专题——《微血管癌栓的病理诊断和病理诊断指南》(2015 年版)解读,2015.5。

［64］湖南省人民医院病理科"肝脏肿瘤病理诊断及其新进展学习班"：肝细胞性肿瘤的病理诊断暨中国肝癌病理诊断指南简介,2015.5。

［65］第十二届中国介入放射学学术大会:《中国原发性肝癌规范化病理诊断指南》(2015 年版)对临床的意义,2015.6。

［66］中国器官移植大会暨第二届中国器官移植医师年会:我国肝脏移植病理发展历程回顾与展望,2015.8。

［67］第十五届全军病理学术会议:肝癌病理诊断新进展——《肝癌规范化病理诊断指南》(2015 版)解读,2015.9。

［68］中华医学会病理学分会第二十一次学术会议暨第五届中国病理年会论文：①免疫组化染色在全自动组化染色仪中的使用体会；②原发性肝癌规范化病理诊断指南(2015 年版)解读,2015.11。

［69］第十五届全国肝癌学术会议:多结节性肝癌临床病理学研究现状与思考,2015.10。

［70］中山大学附属第三医院病理科"肝脏病理诊断学习班":肝癌病理诊断新思路与临床治疗,2015.12。

［71］The 25th Conference of the Asian Pacific Association for the Study of the Liver：a novel prognosis scoring system for intrahepatic cholangio-carcinoma，2016.2。

［72］MVI 领航者专家论坛:标准化取材与 MVI 检出的意义,2016.3。

［73］国家卫计委医院管理研究所:《肝癌病理规范化诊断标准》编写专家研讨会,2016.5。

［74］肝癌临床病理高峰论坛暨国家级继续教育学习班:肝癌的规范化病理诊断思路与实践,2016.7。

［75］中国抗癌协会第四届全国肝癌中青年论坛:《中国肝移植病理诊断指南》(2016 年版)解读,2016.8。

［76］全军肝胆外科专业委员会学术会议、2016 东方肝胆外科论坛:肝癌外科病理学实践与思考,2016.8。

［77］中华放射学学术大会:肝硬化相关结节多步骤发生演变的病理学特征,2016.10。

［78］中华医学会病理学分会第二十二次学术会议暨第六届中国病理年会专科培训:肝脏肿瘤病理概述,2016.11。

［79］大连医科大学附属第二医院"大连感染及传染病影像学高峰论坛暨感染

及传染病影像学新进展学习班":肝细胞肿瘤的病理诊断特点,2016.12。

[80] 第十六届全军病理学术会议暨第十届全军病理专业委员会会议:《肝移植常见并发症病理诊断指南》(2016版)制订与解读,2016.12。

[81] 常州病理学会年会:肝癌病理诊断概述,2017.1。

[82] 国家卫计委医院管理研究所"胶质瘤等五组肿瘤病理规范化诊断"标准文稿审核修订工作会议,2017.3。

[83] 中国南方地区MVI领航者联盟暨肝胆外科高峰论坛:卫计委肝癌规范化病理诊断,2017.7。

[84] 中国器官移植大会暨第四届中国器官移植医师年会:我国器官移植病理的发展与挑战,2017.8。

[85] 中国抗癌协会肿瘤病理专业委员会2017年学术会议:肝癌病理规范化诊断,2017.8。

[86] 中华医学会第十八届全国外科学学术会议:胆道肿瘤的病理及其对外科治疗决策的影响,2017.9。

[87] 复旦大学附属中山医院病理科国家级继续教育学习班"病理人在肿瘤多学科诊治中的作用——肿瘤分子的历史与进展专题":肝癌分子病理全景,2017.9。

[88] 中华医学会病理学分会第二十三次学术会议暨第七届中国病理年会:①重视我国器官移植病理亚专科的培育和发展—全国器官移植病理发展现状调查与思考;②肝细胞癌患者肝硬化病理分级评分系统的建立及临床病理学意义的研究,2017.10。

[89] 国家卫计委《原发性肝癌诊疗规范》解读高峰论坛:《原发性肝癌诊疗规范》临床解读——术后病理诊断篇,2017.11。

[90] 国家卫计委医院管理研究所"肿瘤病理诊断规范培训会议(重庆站)":肝癌病理规范化诊断,2017.11。

[91] 国家卫计委医院管理研究所"肿瘤病理诊断规范培训会议(宁夏站)":肝癌病理规范化诊断,2017.11。

[92] 第十六届全国肝癌学术会议:肝癌精细化病理诊断与临床关切,2017.11。

[93] 国家卫计委医院管理研究所"肿瘤病理诊断规范培训会议(新疆站)":肝癌病理规范化诊断,2017.12。

[94] 肝脏病理进展高峰论坛暨中国抗癌协会肿瘤病理专业委员会肝脏病理学组和中国抗癌协会肝癌专业委员会肝脏病理学组年度工作会议:中国

肝癌病理大数据多中心研究项目进展,2017.12。

[95] MVI 领航者高峰论坛:聚焦"癌栓的形成"解析中期肝癌的生物学特性,2018.1。

[96] 第九届中国肿瘤介入与微创治疗大会:规范病理诊断改善外科预后,2018.3。

[97] 第四届全国儿童器官移植峰会暨国家级继续教育学习班:儿童 LTx 术后抗体介导性排斥反应的病理特点,2018.6。

[98]《中华转移性肿瘤杂志》创刊新闻发布会、首届转移性肿瘤学术论坛、第三届大肠癌肝转移综合治疗高峰论坛:肝癌克隆起源的模式判别与分子病理诊断,2018.6。

[99] 2018 中国肿瘤学大会肿瘤病理专委会分会会议:中国肝癌病理大数据多中心研究,2018.8。

[100] 山东省第二十六次放射学学术会议:"小＋微"肝细胞癌——病理诊断与挑战,2018.9。

[101] 复旦大学附属中山医院病理科 2018 年肝胆胰病理进展高峰论坛暨国家级继续教育学习班"病理人在肿瘤多学科诊治中的作用——肝胆胰肿瘤":肝脏肿瘤病理多中心大数据研究进展,2018.10。

[102] 中华医学会病理学分会第二十四次学术会议暨第八届中国病理年会报告及专科培训:①中国肝癌病理大数据多中心研究进展报告;②微血管侵犯提示直径≤2 cm 单发性肝细胞癌的不良预后:第八版肝细胞癌 TNM 分期再评估;③双结节性肝细胞癌的微卫星杂合性缺失特征分析;④病理石蜡组织切片规范化制备技术要点,2018.10。

[103] 2018 北京肝胆肿瘤国际论坛(BLCIC):Discrimination of clonal origin patterns for molecular pathological diagnosis of RHCC/MHCC,2018.11。

[104] 中山大学附属第三医院病理科"肝脏病理诊断学习班":"EWS - HCC"病理诊断随想,2018.11。

[105] 第七届广州国际肿瘤学会议暨 2018 医学创新高峰论坛:肝内胆管癌与混合型肝癌的病理特征,2018.12。

[106] 2019 中国肿瘤学大会主旨报告遴选暨中国肿瘤新进展研讨会:中国肝癌规范化病理诊断在实践中创新发展——肝癌病理大数据研究成果报告,2019.3。

[107] 上海病理医师年会：混合型肝细胞癌-胆管癌：WHO诊断标准有望更新，2019.4。

[108] 复旦大学附属华山医院病理科"肝脏疾病临床病理新进展学习班"：微血管侵犯——肝癌临床风暴眼的病理对策，2019.4。

[109] 第一届器官移植临床病理高峰论坛暨器官移植生物样本库建设研讨会：肝癌病理诊断规范与肝癌肝移植病理，2019.5。

[110] 2019中国器官移植大会暨第六届中国器官移植医师年会：LTx术后AMR：移植病理诊断新课题，2019.8。

[111] 2019中国肿瘤学大会主题会场"指南新进展名家论坛"：中国肝癌规范化病理诊断实践与创新—肝癌病理大数据研究成果报告，2019.8。

[112] 第五届中国栓塞介入治疗大会暨第二届中国肿瘤物理消融治疗学术大会暨2019天津市医师协会介入医师分会年会：微血管侵犯——肝癌介入治疗中的病理风暴眼，2019.9。

[113] 中华医学会病理学分会第二十五次学术会议暨第九届中国病理年会：努力提高我国肝癌整体规范化病理诊断水平—全国肝癌病理诊断规范推广应用成效评估与思考，2019.11。

[114] 哈尔滨医科大学第一附属医院病理科"2019年黑龙江省医学会病理学分会年会暨消化系统病理诊断学习班"："EWS－HCC"的病理诊断与鉴别诊断，2019.12。

[115] 第三届东方器官移植论坛：重视对肝癌肝移植MVI病理诊断特点的探讨，2019.12。

[116] 南京鼓楼全国消化系统疾病病理学术会议暨2019年国家级继续教育学习班"消化系统疾病的病理诊断规范和新进展"：肝脏肿瘤——2019年WHO新分类及新进展，2019.12。

[117] 国家卫生健康委员会《原发性肝癌诊疗规范（2019年版）》在线教育项目：《原发性肝癌诊疗规范（2019年版）》解读之病理学，2020.4。

[118] 全国肝移植MDT网络会诊中心暨第一次全国网络讨论会，2020.4。

[119] 国家卫生健康委能力建设和继续教育中心《肝癌数据标准规范（2020年版）》制定专家委员会在线研讨会，2020.5。

[120] 肝细胞癌的多学科诊疗研讨会暨深圳市"三名工程"学术活动：肝癌规范化病理诊断——免疫组化篇，2020.10。

[121] 中华医学会病理学分会第二十六次学术会议暨第十届中国病理年会：

满足临床之需是提升专科病理诊断水平之要—我国肝脏外科病理学发展策略与思考,2020.10。

[122] 2020 重庆市临床病理医疗质量控制中心"消化系统疾病病理诊断培训会":肝癌规范化病理诊断培训及病例欣赏,2020.11。

[123] 中国医师协会肝癌专业委员会年会:高分化肝细胞癌的病理特点与鉴别诊断,2020.11。

[124] 第三届中国肝癌精准治疗联盟高峰论坛:中国肝癌病理发展现状与展望,2020.12。

（丛文铭　董　辉　冼志红　俞　花）

第六章 团队篇

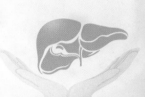

第一节 肝胆相照

　　医院病理专业由吴孟超院士于 1980 年筹建,经过 40 年的努力,从最初 1 名医师和 1 名技术员开始,逐步发展成为有 20 余位专业技术骨干、4 个专业组,为有 1 800 余张床位的"大专科、小综合"三甲医院提供病理诊断的医技团队(图 6-1-1)。

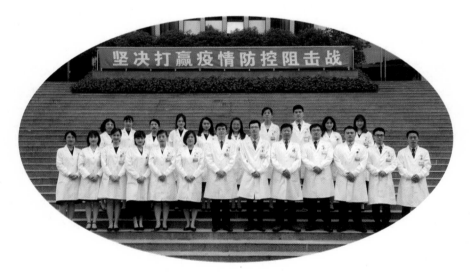

图 6-1-1　病理科团队:锲而不舍　风雨同舟　勠力同心　砥砺前行

第二节 比肩同行

一、病理诊断组

目前,病理诊断组有医师 6 人,其中正高级医师 1 名,副高级医师 2 名,主治医师 1 名,住院医师 1 名,住院医师规范化培训基地培训的病理医师 1 名。在临床外检工作上,病理诊断组承担医院杨浦院区和安亭院区合计 1 800 余张床位的临床病理诊断工作,同时还开展相关的科研和学术工作,2019 年常规病理外检量超过 1.7 万例。

病理科在 1998 年出版《肝胆肿瘤病理图谱》和 2002 年出版专著《肝胆肿瘤诊断外科病理学》的基础上,提出将肝胆系统肿瘤按照病变性质分为"三大型":瘤样病变、良性肿瘤和恶性肿瘤;按照组织起源分为"六亚型":肝细胞性、胆管上皮性、血管和淋巴造血性、肌纤维和脂肪性、神经和内分泌性及杂类肿瘤,为肝胆专科病理诊断提供了参考依据;提出术后复发性肝癌的 6 种分子克隆亚型,具有单中心和多中心两种起源方式(前者为残留复发,适宜采取介入等抗肿瘤转移的综合治疗策略,后者为新生肿瘤,更适合再次手术切除或肝移植),形成了肝癌分子病理检测特色;提出了双表型肝细胞癌(DPHCC)的概念,认为伴胆管上皮分化表型特征的 DPHCC 具有双重生物学行为,为临床精细化治疗提供精准的病理诊断;提出肝癌生长接近 3 cm 大小时是其生物学特性发生明显转变的重要时期,也是早诊、早治、根治的最佳时机,适合作为目前小肝癌的体积标准;在美国匹兹堡大学医学中心学习肝脏移植病理的基础上,开展人体肝移植病理诊断,目前已积累了 1 860 余例次的肝移植肝穿刺病理诊断经验,主持制定和更新肝癌和肝移植病理诊断指南;根据医院"大专科、小综合"的学科发展趋势,加强学习,努力满足各新开临床专业对病理诊断的需求,发挥好病理的伴随保障作用;全科已承担 13 项国家自然科学基金项目,以及多项军队和上海市的基金课题;主编专著 6 部,获得国家科技进步奖三等奖、上海市科技进步奖一等奖、军队医疗成果奖一等奖和中华医学科技奖二等奖等,形成了肝胆肿瘤和肝脏移植专科病理诊断特色(图 6 - 2 - 1～6 - 2 - 3)。

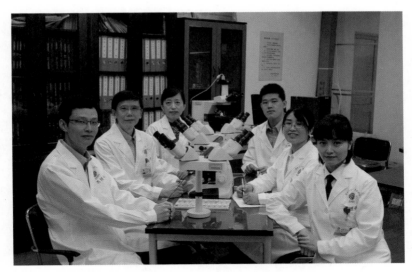

图 6-2-1　病理诊断组：病无常形，镜无止境

注：病理科医师在读片讨论（从左到右：陆新元，丛文铭，董辉，王瀚，赵燕青，钱尤雯）。

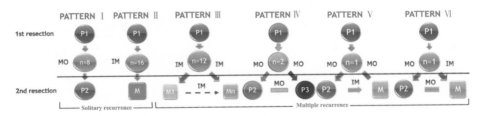

图 6-2-2　病理诊断组：20 年探索，始有心得

注：提出术后复发性肝细胞癌 6 种克隆起源亚型模式示意图。

引自：Wang B，Xia CY，Lau WY，Lu XY，Dong H，Yu WL，Jin GZ，Cong WM，Wu MC. Determination of clonal origin of recurrent hepatocellular carcinoma for personalized therapy and outcome evaluation：a new strategy to hepatic surgery. J Am Coll Surgeons，2013，217（6）：1054－1062.

二、分子病理组 ⊗

　　分子病理学是采用基因检测等分子生物学技术，对各种组织样本在基因水平上研究疾病发生、发展特点和规律的一个病理学分支学科。2015 年，杨浦院区病理科在原有实验室的基础上，改造建立了临床基因扩增（PCR）检验实验室，并顺利通过上海市临床检验中心的审核验收，开展肿瘤分子检测。安亭新院区病理科 PCR 实验室按照标准化方案进行设计、施工和建设，于 2017 年也顺利通过了上海市临床检验中心的审核验收。至此，病理科拥有两个 PCR

EHBH肝脏移植规范化病理诊断工作程序

步骤Ⅰ:

肝穿刺组织3小时快速石蜡制片

↓

病理分期
(Ⅰ-Ⅱ-Ⅲ)

步骤Ⅱ:

| 诊断标准 | 组织亚型 | 分级/评分 | 特染/组化 | 鉴别诊断 |

↓

步骤Ⅲ:

临床-病理医师联系交流

步骤Ⅳ:

| 标准化病理报告 | 前后肝穿病变对比 | 趋势判断/建议 |

图6-2-3 病理诊断组:移植病理,规范为先

注:建立了肝脏移植病理诊断工作流程,具有快速石蜡组织制片和对常见并发症进行病理分期评估等特点,提高了肝脏移植病理诊断工作效率。

引自:丛文铭,董辉,夏春燕,冼志红,俞花,顾怡瑾.2011年军队医疗成果奖二等奖:单中心1147例次肝移植肝穿刺病理诊断的研究与应用。

实验室开展肿瘤分子检测项目。此后,为节省医疗资源、提高工作效率,病理科于2018年5月将杨浦院区和安亭院区的PCR实验室合并,统一设在安亭新院区病理科。现任组长冼志红副主任技师,陈佳博士负责PCR实验室日常的技术管理工作,组员均具有硕士研究生以上学历(图6-2-4~6-2-6)。

安亭院区PCR实验室总面积约为57.6m²,按照行业标准建造,设有7个功

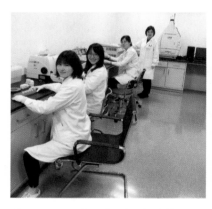

图6-2-4 分子病理组:问诊基因,科学严谨

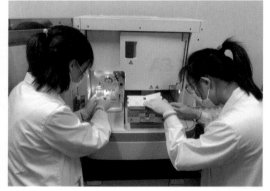

图6-2-5 分子病理组:基因测序,全神贯注

注:从右至左为冼志红,赵骞,朱玉瑶,陈佳。

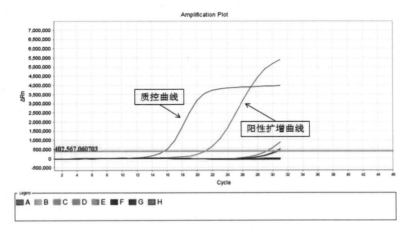

图6-2-6　分子病理组:一"基"中的,精准治疗

注:显示结肠癌 *KRAS* 基因外显子 2(G12S, G12D)突变,提示不适合靶向药物西妥昔单抗治疗。

能区,主要设备有安捷伦 3005p 荧光定量 PCR 仪、ABI7500 荧光定量 PCR 仪及 Life 3005Dx 一代测序仪等。根据医院的专业发展特点和病种日趋多样化的检测需求,目前开展的检测项目主要有:肺癌的 *EGFR* 基因突变检测和 *ALK/ROS* 融合基因检测;胆道肿瘤和肠道肿瘤靶向治疗用药指导的 *KRAS/NRAS/BRAF/PIK3CA* 的基因突变检测;肝癌特色诊断项目有复发性/多结节性肝细胞癌克隆起源的微卫星杂合性缺失模式检测;肝细胞腺瘤基因组不稳定性恶变风险评估;曲妥珠单抗(赫赛汀)靶向用药指导的 *HER2* 扩增 FISH 检测;所有实体瘤均适用的微卫星不稳定性检测(MSI);淋巴瘤基因重排检测;*EBER* 检测等。

目前,分子病理组的所有工作人员均参加了上海市临检中心的 PCR 上岗资格培训并取得 PCR 操作资格证书,还按要求定期参加分子病理新技术培训班进行学习。在室间质控方面,自 2017 年起每年参加两次上海市临检中心的室间质控项目,所有参评项目均合格通过;2019 年参加了国家病理质控中心的分子病理检测项目的室间比对,所有参评项目均合格顺利通过,全组同志还获得了医院"优秀员工"的表彰。

三、免疫组化组

免疫组织化学(免疫组化)是通过颜色标记来识别细胞病变性质的一种检测方法。简言之,就是有针对性地选用标记有化学显色基因的特异性抗体,对存在于细胞内的特异性抗原进行特异性结合反应,经过化学法使显色剂显色而暴露特异性抗原的存在,通过在显微镜下观察颜色在细胞质、细胞膜或细胞核的定位分布情况,可以识别阳性或阴性细胞的组织来源和病变性质,而显色强弱的分级还可以作为评估细胞增殖活性及临床靶向药物应用适应证的重要指征,成为病理诊断的重要辅助诊断依据。

1996年,冼志红负责建立并开展免疫组化检测工作,目前有组员3名(高级职称1名、初级职称2名),组长为冼志红副主任技师。免疫组化组从最初全流程手工操作开始,已经发展为全自动免疫组化染色,现在装备有全自动免疫组化和原位杂交多功能染色机,有力地保障了病理诊断的及时、准确。免疫组化组连续十年参加全国免疫组织化学室间质评项目(CCPI - IHCQC),免疫组化检测结果全部达到优良水平,通过质量考评;每年都积极参加上海市临床病理质量控制中心的免疫组化检测室间质量评价,均通过室间质评;2013年上海市免疫组化比赛获得优胜奖;2015年上海市免疫组化比赛荣获二等奖;2016年上海市免疫组化比赛荣获一等奖,还受到上海市病理专业学会的表彰。

免疫组化组人少任务重,要兼顾两个院区的工作,为了使病理医师能及时看到免疫组化染色切片以便及时做出病理诊断,免疫组化组的同志通力协作、配合无间,经常加班加点,尽心尽职,工作成效显著。同时,组员工作之余还努力学习理论知识,理论和实践相结合,不断提高业务水平和综合能力,参与发表论文40余篇,其中以第一作者身份发表9篇(SCI收录5篇),参编专著2部;积极参加全国、全军和上海市病理技术会议并做大会发言,在上海市和全国病理技术领域有一定的影响力。由于团队集体表现突出,免疫组化组在2018年获得医院"医技党员团队示范岗"表彰(图6-2-7、6-2-8)。

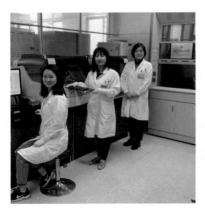

图6-2-7 免疫组化组:规范检测,科学质控

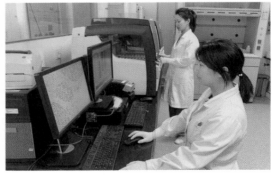

图6-2-8 免疫组化组:人机合一,高效快速

注:从右到左为冼志红,秦纯,周颖颖。

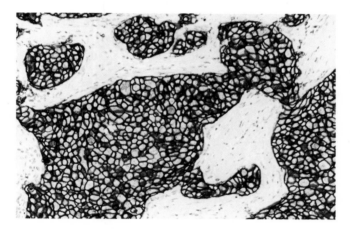

图 6 - 2 - 9　免疫组化组：显色清晰，定性准确

注：乳腺癌，癌细胞膜 *Her2* 染色阳性（3＋），提示适合靶向药物赫赛汀治疗。

四、常规病理组

常规病理组现有技术员 8 名，其中主管技师 2 名，技师 6 名，组长为俞花主管技师。常规病理组在杨浦院区和安亭院区同时开展工作，主要工作职责包括：日常标本接收、登记编号、信息录入、收费核查、标本取材、固定、脱水、透明、石蜡包埋、组织切片、染色封片，以及术中快速冷冻诊断制片、特殊组织化学染色、细胞学涂片、液基细胞制备、DNA 倍体分析、病理切片、蜡块及档案管理等技术流程和工作常规。技术组配备有全自动脱水机、全自动染色机、全自动封片机、石蜡包埋机、轮转式切片机、包埋盒及玻片打码机等设备。目前，年均完成常规病理 17 000 余例、术中快速冷冻切片 700 余例、细胞学检查 1 200余例、特殊染色 8 000 余例（图 6 - 2 - 10～6 - 2 - 12）。

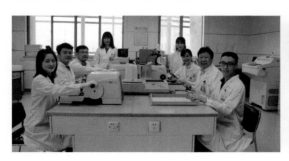

图 6 - 2 - 10　常规病理组：日锻月炼，行家里手

注：从左至右为许海蓉、李荣、董伟、曹臻颖、章玉婵、俞花、于学波、杨超。

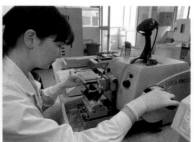

图 6 - 2 - 11　常规病理组：精雕细刻，臻于至善

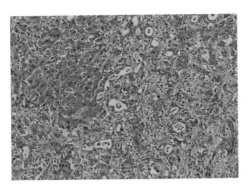

图6-2-12 常规病理组:优质切片,平整清晰

常规病理组不断探索开展新技术和新方法研究,完善标准化工作流程,完成了"肝细胞癌患者肝硬化病理分级评分系统的建立及临床病理学意义的研究"课题,在第七届中国病理年会做了大会发言,获得优秀论文奖;结合肝移植肝穿刺组织快速制片、快速诊断的要求,探索建立了肝移植穿刺组织快速石蜡制片技术,可在3个小时左右完成病理制片,质量明显优于传统的冷冻切片,做到了当天送检、当天制片、当天诊断,为临床及时、有效地开展治疗提供了重要的技术支持,现已成为病理科肝移植肝穿刺组织常用制片方法。常规病理组连续数年参加上海市病理 HE 切片质控评比取得好成绩,并通过了网状纤维染色室间质评;积极参加上海市举办的各项技术比赛,获得了常规病理 HE 制片技术比赛一等奖、特殊染色比赛三等奖、冷冻切片技术比赛四等奖等奖项;参加了全国宫颈细胞学规范化系统学习班、上海市临床基因扩增检验技术人员上岗证培训班、上海市特殊染色质控及石蜡切片 HE 染色质控培训班,并取得相关专业证书,许多同志因工作突出而受到医院的嘉奖和表彰。

优质的病理技术是精准病理诊断的重要基础,对病理技术的掌握既需要心灵手巧,也需要勤学苦练。常规病理组同仁最大的愿望就是每一次取材都能做到精细规范;每一张亲手制作的病理切片都能达到优片水平,为提高我科病理诊断水平贡献自己的力量。

(丛文铭 董 辉 冼志红 俞 花)

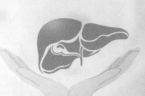

第七章 摘选篇

病理科同事及研究生摘选了各自发表的代表性论文,既反映了科室的研究方向,也展现了个人的专业体会。

◆ Wang B(王斌), Xia CY, Lau WY, Lu XY, Dong H, Yu WL, Jin GZ, Cong WM, Wu MC. Determination of clonal origin of recurrent hepatocellular carcinoma for personalized therapy and outcome evaluation: a new strategy to hepatic surgery [J]. J Am Coll Surgeons, 2013, 217(6): 1054 - 1062.

肝癌手术切除后的高复发率是肝脏外科面临的严峻挑战。为探讨复发性肝癌(RHCC)的克隆起源及其临床意义,本文选择了 40 例经 2 次或以上手术切除的 RHCC,合计 60 对原发性与复发性肿瘤,共计 100 个配对的肿瘤结节,采用显微组织切割基础上的 PCR - SSCP 分析技术,对 15 个 DNA 微卫星杂合性缺失(LOH)高频位点进行检测。结果显示,RHCC 中有 2 个克隆型及 6 个克隆亚型。总体上看,单中心起源(肝内转移,IM 型)占 23.3%;多中心起源(新生肿瘤,MO 型)占 76.7%。MO 型 RHCC 与 IM 型 RHCC 在临床病理特征、复发时间、肿瘤大小、血管侵犯、组织学分级、相关慢性肝病及临床预后 OS 和 RFS 等方面均差异显著。本文认为,微卫星 LOH 检测在评估 RHCC 克隆起源和选择个体化治疗模式方面具有技术优势。与 IM 型 RHCC 相比,MO 型 RHCC 的手术切除预后较好,建议首选再次手术切除;对于 IM 型 RHCC 则建议首选进行介入等综合治疗。

◆ Lu XY(陆新元)，Xi T，Lau WY，Dong H，Zhu Z，Shen F，Wu MC， Cong WM. Hepatocellular carcinoma expressing cholangiocyte phenotype is a novel subtype with highly aggressive behavior [J]. Ann Surg Oncol，2011，18(8)：2210 - 2217.

我们发现一类既可以表达肝细胞标志(Hep - Par 1/pCEA)，又同时表达胆管细胞标志(CK19/MUC - 1)的特殊亚型 HCC，将其命名为双表型肝细胞癌(DPHCC)。本文进一步研究了 DPHCC 的生物学行为及预后特征，发现 DPHCC 的发生率占 10% 左右，血清 AFP 和 CA19 - 9 水平均可能升高，CK19 和 MUC - 1 的 IHC 染色强度与肿瘤大小、微血管侵犯和卫星结节形成显著相关。与单纯 HCC 相比，DPHCC 患者的 OS 和 RFS 明显降低，多因素 Cox 回归分析表明，CK19 表达是影响 DPHCC 患者 *OS* 和 *RFS* 的独立预后因素。提示 DPHCC 是 HCC 的一种特殊病理亚型，侵袭性更强，预后更差。鉴于 DPHCC 并非混合型肝癌，仅凭显微镜下的形态学观察难以识别，我们建议将 CK19 免疫组化染色常规应用于 HCC 的病理诊断，以筛选这一特殊亚型 HCC，为临床 HCC 的个体化治疗提供病理依据。

◆ Jin GZ(金光植)，Yu WL，Dong H，Zhou WP，Gu YJ，Yu H，Yu H，Lu XY，Xian ZH，Liu YK，Cong WM，Wu MC. SUOX is a promising diagnostic and prognostic biomarker for hepatocellular carcinoma [J]. J Hepatol，2013，59(3)：510 - 517.

本文以 300 例 HCC 为试验组，采用免疫组化法检测 SUOX、AKR1B10 和 CD34 在高度异型增生结节(HGDNs)和高分化小肝癌(WD - sHCC)中的表达情况，用 Logistic 回归模型研究了 3 种标记物或组合的鉴别诊断性能，对患者的总生存率(*OS*)和复发时间(*TTR*)进行评价，并用 198 例 HCC 进行验证。结果显示，随着 HCC 的逐步发展，SUOX 表达降低，AKR1B10 和 CD34 表达升高。SUOX＋AKR1B10＋CD34 联合检测对 WD - sHCC 的敏感性和特异性分别为 93.8% 和 95.2%，总的精准率远高于 3 个单独标记和 2 个标记组合。此外，SUOX 是 *OS* 和 *TTR* 的独立预后因素，如果 SUOX 与血清 AFP 联合检测，在实验组和验证组均与 *OS* 和 *TTR* 有更好的相关性，并可预测手术预后和肿瘤复发风险。

◆ Zhang SS(张姗姗)，Song X，Cao D，Xu Z，Fan B，Che L，Hu J，Chen

B, Dong M, Pilo MG, Cigliano A, Evert K, Ribback S, Dombrowski F, Pascale RM, Cossu A, Vidili G, Porcu A, Simile MM, Pes GM, Giannelli G, Gordan J, Wei L, Evert M, Cong W, Calvisi DF, Chen X. Pan-mTOR inhibitor MLN0128 is effective against intrahepatic cholangiocarcinoma in mice [J]. J Hepatol, 2017,67(6):1194 - 1203.

吉西他滨为基础的化疗方案是治疗肝内胆管癌(ICC)的标准方案,但疗效有限。因此,开发新的靶向化疗药物显得极为迫切。本文采用免疫组化方法,在 94 例 ICC 标本中发现多数 ICC 组织中 AKT 和 Yap 被激活,提示这两个癌基因的激活是促进 ICC 发生的重要分子事件。为此,利用水动力法转染具有活性的 AKT 和 Yap 两种癌基因,建立了 ICC 小鼠模型。通过应用转基因小鼠和基因工程等方法研究发现,mTORC1 和 mTORC2 在 AKT/YapS127A 小鼠 ICC 的发展中都具有抑制作用。对 ICC 小鼠模型的实验显示,第二代 mTOR 抑制剂 MLN0128 对早期和晚期 ICC 的治疗效果皆显著优于吉西他滨。机制研究表明 MLN0128 可诱导 ICC 细胞发生凋亡,为 MLN0128 用于临床治疗 AKT/mTOR 通路高表达的 ICC 提供了实验证据和研究基础。

◆ Qian YW(钱尤雯), Chen Y, Yang W, Jing Fu, Jie Cao, Yi-Bin Ren, Jun-Jie Zhu, Bo Su, Tao Luo, Xiao-Fang Zhao, Rong-Yang Dai, Juan-Juan Li, Wen Sun, Meng-Chao Wu, Gen-Sheng Feng, Hong-Yang Wang. p28GANK prevents degradation of Oct4 and promotes expansion of tumor-initiating cells in hepatocarcinogenesis [J]. Gastroenterology, 2012,142(7): 1547 - 1558.

本文对 130 例 HCC 免疫组化检测 p28GANK (Gankyrin)、OV6 和 Oct4;用免疫磁珠分选 OV6+肿瘤前体细胞,用 RT - PCR、流式细胞术、克隆成球实验检测肿瘤前体细胞的特性;用免疫共沉淀法检测 p28GANK、Oct4 和 WWP2 三者间的关系;在 NOD/SCID 鼠体内检测该类细胞的成瘤性及肺转移能力。结果显示,HCC 样本中 p28GANK 与 OV6 的表达呈正相关。两者高表达的患者预后差;肿瘤前体细胞存在 p28GANK 过表达,并可以提升干性特征细胞的比例,包括干细胞基因的表达、自我更新能力、耐药性、体内成瘤性及肺转移能力,而敲除 p28GANK 可逆转上述干细胞特性。表明 p28GANK 通过阻碍 Oct4 的降解维持 HCC 的肿瘤起始细胞特性,p28GANK 抑制物可以使肿瘤起始细胞失活并减缓 HCC 的发生。

◆ Wang H（王瀚），Wu MC，Cong WM. Microvascular invasion predicts a poor prognosis of solitary hepatocellular carcinoma up to 2cm based on propensity score matching analysis［J］. Hepatol Res，2019，49(3)：344－354.

中国肝癌诊疗规范强调微血管侵犯（MVI）风险分级对肝癌患者预后存在重要影响。但第八版 TNM 分期中，对于直径≤2 cm 的单发性肝细胞癌（SHCC）不再讨论 MVI 对预后的影响。因此，有必要对这类患者的 MVI 对预后的影响进行再评估。本文回顾性分析了 496 例直径≤2 cm SHCC 的临床病理资料，将患者分为 MVI 阴性组（$n＝332$）和 MVI 阳性组（$n＝164$），利用倾向评分匹配（PSM）平衡基线参数。结果显示，MVI 阳性组在 PSM 前后的无复发生存期（RFS）和总生存期（OS）均低于 MVI 阴性组。总研究队列 MVI 阳性组进一步划分为高风险组（M2，$n＝22$）和低风险组（M1，$n＝142$）两组的 *RFS* 和 *OS* 仍低于 MVI 阴性组。表明直径≤2 cm SHCC 出现 MVI 阳性提示不良预后，第八版 TNM 分期可以通过 MVI 分层该类患者得以改进。

◆ Feng LH（冯龙海），Dong H，Lau WY，Yu H，Zhu YY，Zhao Y，Lin YX，Chen J，Wu MC，Cong WM. Novel microvascular invasion-based prognostic nomograms to predict survival outcomes in patients after R0 resection for hepatocellular carcinoma［J］. J Cancer Res Clin Oncol，2017，143(2)：293－303.

为建立肝细胞癌（HCC）微血管侵犯（MVI）新的分级系统，并基于此建立 HCC 术后早期复发及生存预测模型。本研究对 686 例根治性切除的 HCC 回顾性分析了 MVI 组织病理特征，建立 MVI 分级系统。经多因素生存回归分析，绘制预后列线图，并使用本院 225 例 HCC 新病例进行验证。本文建立了 4 级 MVI 分级系统，将肝癌术后早期复发风险和生存情况有效分层；建立了肝癌术后早期复发（7 因素）和总生存（8 因素）列线图。发现早期复发模型预测一致性指数为 0.72，生存模型为 0.78，优于肝癌经典分期系统，内部和独立验证均显示两种模型的实际概率和预测概率具有良好的一致性。由此显示，本文提出的新型 MVI 分级系统、早期复发和生存的列线图模型可以有效判断 HCC 术后复发风险和生存情况。

◆ Zhao H(赵骞)，Yu WL，Lu XY，Dong H，Gu YJ，Sheng X，Cong WM，and Wu MC. Combined hepatocellular and cholangiocarcinoma originating from the same clone: a pathomolecular evidence-based study [J]. Chin J Cancer，2016,35(11):82-92.

本研究对 34 例混合型肝癌(CHC)、29 例双结节肝癌(SHC)、50 例肝细胞癌(HCC)及 50 例肝内胆管癌(ICC)的多因素分析显示,HCC 组织的微血管侵犯、淋巴结转移及 ICC 组织的分化程度是影响预后的独立风险因素。在 52.9%的 CHC 中,HCC 和 ICC 成分均共同表达肝细胞标志物和胆管上皮标志物,说明 CHC 中的 HCC 和 ICC 两种成分可能具有共同的克隆起源。通过显微组织切割方法分别获取 CHC、HCC、ICC 肿瘤组织,选择 10 个高频微卫星杂合性缺失(LOH)位点,经 DNA 抽提和微卫星聚合酶链反应-单链构象多态性(PCR-SSCP)检测,发现 16 例 CHC 中的 HCC 和 ICC 成分 LOH 缺失位点相似,提示具有共同的克隆起源,推测 CHC 可能来自具有双向分化潜能的肝脏前体细胞(HPCs)。

◆ Liu HP(刘海平)，Zhao Q，Jin GZ，Qian YW，Gu YJ，Dong H，Lu XY，Cong WM，Wu MC. Unique genetic alterations and clinicopathological features of hepatocellular adenoma in Chinese population [J]. Pathol Res Pract，2015,211(12):918-924.

欧洲和北美国家的肝细胞腺瘤(HCA)常见于长期使用口服避孕药的女性。中国还缺乏大病例数的 HCA 研究。本研究回顾性分析了 189 例 HCA 肝切除术患者的临床病理特点,随机选择 36 例 HCA 进行 HNF1α、β-联蛋白(catenin)和 gp130 基因测序,随机选择 60 个 HCA 进行微卫星不稳定性(MSI)检测。与西方报道相比,我们的数据显示了独特的发现,包括患者以男性(69.8%)和超重/肥胖者(50.3%)占优势,只有 3.5%的女性患者有 2～4 年口服避孕药的记录。所有 36 个已测序的 HCA 显示 HNF1α 突变(错义突变72%,同义突变 28%),分别有 17 例(47%)和 10 例(27.8%)HCA 出现 HNF1α 突变热点多态性(I27L:rs1169288 和 S487N:rs2464196),在 32 例(88%)患者中检测到 HNF1 第 9 内含子的单核苷酸多态性新位点(rs1169304),但是未检测到 β-联蛋白或 gp130 基因突变,免疫组化也未检测到 β-联蛋白核染色。D12S1398(HNF1α 失活途径)的 MSI 频率为 75%,34 例超重/肥胖 HCA 患者 D6S1064(HIPPO 信号通路 MSI 频率为 78.5%。结果提示我国 HCA 患者多发于男性超重、肥胖的成年人群体,与口服避孕药缺乏关联,并表现出独特的基因变异,中国人 HCA 可能有不同的发生路径。

◆ Xian ZH(冼志红),Qin C,Cong WM. KRAS mutation and immuno-histochemical profile in intraductal papillary neoplasm of the intrahepatic bile ducts [J]. Pathol Res Pract,2018,214(1):105 - 111.

本文分析了 46 例肝内胆管导管内乳头状肿瘤(IPNB)和 11 例 IPNB 伴浸润性腺癌(浸润性 IPNB)的免疫表型特征、KRAS 突变及与病理亚型和分级的关系。结果显示,在 46 例 IPNB 中有 42 例表达 CK7;非浸润性 IPNB 中 11 例表达 HepPar1,而浸润性 IPNB 中不表达;在非浸润性和浸润性 IPNB 中均高频表达 CK19;肠型 IPNB 的 MUC2 表达明显高于胰胆管型和胃型 IPNB(P<0.001);高级别 IPNB 和浸润性 IPNB 的细胞周期蛋白(cyclin)D1、Ki - 67、p53、mCEA 和 CA19 - 9 的表达明显增加。高级别 IPNB 和浸润性 IPNB 的 KRAS 突变率显著高于低-中级别 IPNB(分别为 P=0.001 和 P=0.006),KRAS 突变与肿瘤大小和 Ki - 67 表达显著相关。我们认为,IPNB 的组织学分级与 cyclin D1,Ki - 67,p53,mCEA 和 CA19 - 9 的表达以及 KRAS 突变状态显著相关,KRAS 突变参与 IPNB 的恶性进程。

◆ Chen J(陈佳),Zhao Y,Lu XY,Zhu YY,Lu T,Jin GZ,Cong WM. Suppression of CK - 19 expression by shRNA can inhibit the malignancy of hepatocellular carcinoma cells [J]. Int J Clin Exp Med,2018,11(4):3551 - 3559.

本研究采用免疫组化方法,前瞻性检测了 404 例肝癌组织中 CK - 19 的表达,并利用 CK - 19 敲除的 HCC 细胞评价 CK - 19 在体内外的生物学功能。结果表明,CK - 19 的表达与肝癌 TNM 分期和血管侵犯有显著相关性(P=0.011)。CK - 19 阳性患者的总体生存率和无病生存率较低,而 CK - 19 阴性的患者存活时间较长。同时,敲除 CK - 19 基因可降低 MHCC - 97H 细胞的增殖能力(P=0.006)及侵袭性(P=0.038)。此外,小鼠体内实验表明,CK - 19 基因敲除组的肿瘤重量(0.257±0.081)g 明显低于阴性对照组(0.443±0.114)g(P<0.01)。表明 CK - 19 在 HCC 细胞株中的表达具有生物学功能,在体内和体外抑制 CK - 19 表达都能抑制肝癌细胞的生长。提示 CK - 19 不仅可以作为评价双表型肝细胞癌(DPHCC)的标志物之一,还可以作为

DPHCC 潜在的候选治疗靶点。

◆ Yu H(俞花)，Wang H，Xu HR，Zhang YC，Yu XB，Wu MC，Jin GZ，Cong WM. Overexpression of MTHFD1 in hepatocellular carcinoma predicts poorer survival and recurrence [J]. Future Oncol，2019,15(15)：1771-1780.

MTHFD1 是提供四氢叶酸一碳衍生物的酶。我们试图研究 MTHFD1 对肝细胞癌(HCC)生物学行为的影响。采用生物信息学分析、Western 印迹法和免疫组织化学方法，检测了 MTHFD1 在 HCC 组织中的表达。采用 Kaplan-Meier 法和 Cox 比例风险模型，分析了 MTHFD1 与 172 例 HCC 患者预后的关系。结果显示，HCC 组织中 MTHFD1 高表达提示预后不良(总生存期 $P=0.025$，复发间期 $P=0.044$)。结合 MTHFD1 和血清 AFP 的生存分析显示，MTHFD1 低表达和 AFP≤20 ng/ml 组的预后要优于 MTHFD1 高表达或 AFP>20 ng/ml 组(总生存期 $P<0.0001$，复发间期 $P<0.0001$)。我们因此得出结论，HCC 组织中 MTHFD1 高表达提示预后差；MTHFD1 联合血清 AFP 检测可提高 HCC 患者术后预后预测的准确性。

◆ Dong W(董伟)，Yu H，Zhu YY，Xian ZH，Chen J，Wang H，Shi CC，Jin GZ，Dong H，Cong WM. A novel pathological scoring system for hepatic cirrhosis with hepatocellular carcinoma [J]. Cancer Manag Res，2020,12:5537-5547.

本文通过对 163 例伴肝硬化肝细胞癌(HCC)的研究，建立了基于肝硬化独立预测因子的评分体系，并通过 97 例手术切除 HCC 进行验证，利用多变量 Cox 比例风险模型建立列线图进行分析。评分系统最终由 4 个独立预测因子组成(汇管区炎细胞平均个数、纤维化面积比值、假小叶密度、MRP14 阳性细胞密度)。新肝硬化评分系统与术后 3 个月的 Child-Pugh 评分显著相关($r=0.8058$，$P<0.0001$)，评分越高，术后 3 个月肝功能越差，肝损害越重。在此基础上，建立了四因子列线图生存预测模型，生存预测列线图的一致性指数为 0.79，校准曲线显示列线图预测结果与实际生存结果吻合较好，表明该肝硬化评分系统可以帮助预测伴肝硬化 HCC 患者术后 3 个月的肝功能和肝损伤，该列线图可以帮助预测 HCC 患者肝切除术后的总生存风险。

◆ Zhu ZZ(朱忠政)，Cong WM，Liu SF，Xian ZH，Wua WQ，Wu MC，Gao B，Hou LF，Zhu GS. A p53 polymorphism modifies the risk of hepatocellular carcinoma among non-carriers but not carriers of chronic hepatitis B virus infection [J]. Cancer Lett，2005，229(1)：77 - 83.

本文采用聚合酶链反应-限制性片段长度多态性分析方法，探讨 *p53* 基因第 72 密码子多态性对慢性乙型肝炎病毒（HBV）感染分层对肝细胞癌（HCC）的修饰作用。通过对 HBV 阴性组中的 111 例 HCC 和 424 例对照，以及 HBV 阳性组中的 135 例 HCC 和 125 例对照的研究，结果显示，将 HBV 阳性病例与对照组进行比较，*p53* 基因第 72 密码子基因多态性与肝癌风险之间没有相关性。然而，在 HBV 阴性受试者中，呈 *Arg/Pro* 和 *Pro/Pro* 基因型的病例中，HCC 的患病风险分别增加 1.97 倍和 3.36 倍。而在 HBV 阴性受试者中，有 *p53* 基因第 72 密码子 Pro 等位基因型和肝癌家族史的受试者中，肝癌发生风险增加 11.81 倍，这提示 *p53 Pro72Pro* 基因型增加 HBsAg 阴性中国人的 HCC 患病风险，并可能与一级亲属有 HCC 家族病史的患者发挥协同作用。

◆ Zhu Z(朱珍)，Zhu HF，Gu YJ，Cong WM. Two closely neighboring hepatocellular carcinomas mimicking intrahepatic metastasis are confirmed as double primary tumors by the loss of heterozygosity analysis of microsatellites [J]. Chin Med J (Engl)，2013，126(16)：3187 - 3189.

本文报告了一个例肝细胞癌伴乙型肝炎病毒相关肝硬化的患者，经手术切除肝右叶两个相邻的 HCC 肿瘤，大小分别为 13.2 cm×9.0 cm 和 4.7 cm×4.3 cm。这两个邻近但相互分离的肿瘤很像是原发性 HCC 伴肝内转移。为了解肿瘤的克隆起源关系，本文采用 PCR - SSCP 法，对本实验室建立的 8 个 HCC 微卫星多态性 LOH 高频位点进行检测。结果显示，除了一个非信息性的微卫星位点，7 个微卫星中有 3 个(42.9%)出现微卫星 LOH，表明 2 个肿瘤结节来源于不同的克隆起源。本文结果显示，即使是相邻的 2 个肿瘤结节，也可以起源于不同的克隆，而采用合适的克隆检测方法可以排除肝内转移。

◆ 夏春燕，刘惠敏，丛文铭. 肝移植术后三种主要并发症患者的肝生化指标变化特点分析[J]. 肝脏，2009，14(6)：439 - 441.

本文收集了 209 例肝移植术后病理诊断为急性排斥反应（AR）、缺血再灌注损伤（IRI）及胆道狭窄（BDS）的病例，选取肝穿刺前 5 d 和后 3 d 共 9 个时段的血清 ALT、AST、γ-GT、DBil 和 TBil 等 5 项肝功能指标，与病理诊断结果进行配对分析。结果显示，IRI 组的 AST 及 γ-GT 的波动幅度显著高于 AR 组（$P<0.05$），而 ALT 的波动幅度显著高于 BDS 组（$P<0.05$）；BDS 组的 DBil 及 TBil 波动幅度显著高于其他两组（$P<0.05$）。表明肝移植术后肝功能指标变化能在一定程度上反映 AR、IRI 和 BDS 等并发症的基本病理生理特点，将这些特点与肝穿刺病理检查相结合，有助于对肝移植术后常见并发症的发生、发展及转归做出客观评估。

◆ 董辉,夏春燕,王斌,丛文铭. 肝移植术后 1052 例次肝穿刺病理诊断总结. 中华肝脏病杂志,2010,18(4):300-301.

本文对 1052 例次肝移植（OLT）术后肝穿刺活组织病理诊断，按照某一种并发症在某一时段内的发生频率占其总发生率的 60% 以上为标准，将 10 种并发症分为 3 个期，由此为病理诊断与鉴别诊断提供重点方向和范围。例如，对 OLT 术后 1 个月内送检的肝组织标本，应首先考虑 Ⅰ 期并发症并与 Ⅱ 期鉴别诊断；对术后 3 个月以后送检的肝组织标本，应首先考虑 Ⅲ 期并发症并与 Ⅱ 期并发症的鉴别诊断。术后 1~3 个月在病理诊断时间上与 Ⅰ 期和 Ⅲ 期并发症有一定的重叠。总体上看，本组 1052 例次肝活检组织在术后 3 个月以内送检者占 68.6%，而 10 种并发症中有 7 种在这一期间的发生率为 60.2%~100.0%。表明 OLT 术后 3 个月是临床并发症发生较为频繁的时期，也是病理诊断与鉴别诊断的重点时期。

◆ 顾怡瑾,冼志红,俞花,吴伟清,张秀忠,丛文铭. 肝移植穿刺活检组织快速石蜡制片方法探讨[J]. 临床与实验病理学杂志,2010,26(6):761-762.

肝穿刺活检已成为临床诊断肝移植（OLT）术后并发症的主要手段之一。由于 OLT 术后急性排异等并发症常需要临床立即诊断和处理，因而需要在送检肝穿刺组织后尽可能早地发出病理诊断报告，通常临床希望在送检当天或 1 个工作日内发出病理诊断报告。但常规冷冻切片缺乏脱水透明，导致肝组织和肝细胞的清晰度难以满足 OLT 组织病理诊断的要求，特别是汇管区小叶间胆管，小叶间静脉及炎细胞的类型等重要组织结构和形态常常模糊，难以准确识别，影响了对急性排异反应组织学精细化评估的要求。为此，近几年来，我们逐步摸索出一种能达到与常规 HE 切片质量相似，并明显优于常规冷冻切片的快速石蜡制片方法，一般可在 2.5~3 小时内完成组织制片，为实施快速的 OLT 病理诊断提供了及时有效的技术支持。

◆ 中华医学会器官移植学分会,中国医师协会器官移植医师分会,中国抗癌协会肝癌专业委员会病理学组,等(丛文铭,通讯作者).肝移植常见并发症病理诊断指南(2016 版).中华器官移植杂志,2016,37(8):494-501.

随着我国肝脏移植临床及病理学研究不断取得新进展,脑死亡和心脏死亡器官捐献、活体肝移植(LDLT)和抗体介导性排斥反应(AMR)等新概念的提出和新技术的应用,对肝移植术后的精准化、精细化和规范化病理诊断提出了更高的要求。为此,专家组制订了更新版《肝移植常见并发症病理诊断指南(2016 版)》。本《指南》编写的基本原则是:聚焦以病理特征作为主要诊断标准和以病理诊断作为主要治疗依据的肝移植术后常见并发症,细化重要并发症的病理诊断标准,包括肝移植术后 AMR 的病理诊断依据以及 C4d 免疫组化结果的判读标准等内容,以肝移植病理程序化和规范化诊断作为切入点,引入国内外新成果和新经验,为提高我国肝移植规范化病理诊断水平提供指导性的意见和建议。

◆ 中国抗癌协会肝癌专业委员会,中华医学会肝病学分会肝癌学组,中国抗癌协会病理专业委员会,等(丛文铭,通讯作者).原发性肝癌规范化病理诊断指南(2015 年版).中华肝胆外科杂志,2015,21(3):145-151.

本指南吸收近五年国内外在肝细胞癌(HCC)临床病理学研究领域的新成果,听取肝脏病理、外科和内科等多学科专家的意见和建议,回应临床提高HCC 疗效对病理的需求和关切,为 HCC 规范化病理诊断提供指导依据。为此,专家组聚焦反映肝癌术后复发转移的病理风险指标,重点就有我国特色的HCC 大体标本"7 点"基线取材方案、微血管侵犯病理分级方案及免疫组化诊断谱方案等核心问题展开专题研讨,对各单位在 HCC 病理诊断与研究实践中积累的成果和经验进行深入分析和交流,经多次修改和完善,最后形成了能基本反映我国现阶段 HCC 病理诊断技术水平,具有可执行、可操作和可推广的实践指南,以期为提高我国 HCC 病理诊断的规范化和标准化水平提供参考和引导。

◆ 朱玉瑶,顾怡瑾,陆新元,丛文铭.二例术后远期复发性肝细胞癌的克隆特点分析[J].中华肿瘤杂志,2014,363(6):450-452.

一般认为，HCC 术后 2 年内的复发为单克隆来源，主要来自残留肿瘤；2年以上的复发为多克隆来源，主要来自新生肿瘤。本文选择了 2 例术后远期复发的 HCC，选取本实验室建立的 8 个 HCC 微卫星杂合性缺失检测位点谱，采用 PCR - 聚丙烯酰胺凝胶电泳法，对这 2 例手术切除的复发性 HCC 的原发病灶和复发病灶进行克隆起源模式对比分析。结果显示：1 例术后 11 年复发的 HCC 为多克隆起源，而 1 例术后 8 年复发的 HCC 仍为单克隆起源。本研究表明：①手术后肝内残留的肿瘤细胞至少可以"休眠"长达 8 年以上，对这类复发性 HCC 需要特别重视抗复发转移的治疗；②不能仅从术后复发时间上来判断肿瘤克隆的起源方式，应探索利用分子病理检测技术对复发性 HCC 进行克隆起源检测。

◆ 丛文铭，吴孟超. 努力提高我国肝癌微血管侵犯的精细化诊断和个体化治疗水平. 中华肝胆外科杂志，2019，25(10)：721 - 724.

肝癌手术切除后复发是严重制约肝癌患者远期疗效的瓶颈，而微血管侵犯(MVI)是肝癌最具特征性的病理生物学行为，也是临床突破肝癌术后复发瓶颈的一个重要着力点。我国新的 MVI 病理诊断标准和分级方案已经写入国家《原发性肝癌诊疗规范》，这既指明了临床实施肝癌术后抗复发治疗的重要病理学指征，也是临床制定肝癌术后抗复发治疗方案的重要病理学依据，需要我们熟知善用。为此，今后应注重开展多学科联合研究，力争在 MVI 的发生机制、移行路径、分布特点、精准识别和有效治疗等方面取得实质性进展，以进一步提高肝癌患者的远期疗效。

◆ 赵燕青，丛文铭. 肝细胞癌癌前病变病理诊断特征的研究进展[J]. 中华肝脏病杂志，2019，27(7)：491 - 493.

本文对肝细胞异型增生灶、肝细胞异型增生、低度异型增生结节(LGDN)、高度异型增生结节(HGDN)和早期肝细胞癌(eHCC)的组织病理诊断及鉴别诊断要点进行了总结，鉴于肝细胞癌的发生是连续多步骤的发展过程，上述动态连续性发展病变可以通过以下指征进行鉴别诊断：①组织病理学特点：主要通过细胞大小、异型程度、细胞密度、肝窦毛细血管化程度、孤立小动脉及假腺管结构及间质浸润来鉴别；②免疫组化特点：可以通过 CD34 窦内皮毛细血管化增加的程度来显示 LGDN - HGDN - eHCC 多阶段发展过程，以及 CD34＋GS＋GPC3＋HSP70 免疫组化标志物谱联合诊断进行鉴别；③分子特点:可以通过 TERT、GPC3、gankyrin、存活蛋白(survivin)、TOP2A、LYVE1、E-钙黏着蛋白(cadherin)、IGFBP3、PDGFRA、TGFA,细胞周期蛋白(cyclin)D-1、HGF 等基因变异来区分早期肝细胞癌和肝细胞异型增生结节。

◆ Yu WL(俞文隆),Yu GZ,Dong H,Chen K,Xie J,Yu H,Ji Y,Yang GS,Li AJ,Cong WM,Jin GZ. Proteomics analysis identified *TPI1* as a novel biomarker for predicting recurrence of intrahepatic cholangiocarcinoma[J]. J Gastroenterol,2020,55(12):1171-1182.

本研究旨在探讨评估肝内胆管癌(ICC)患者手术预后的新型分类指征。采用蛋白质组学方法,筛选在 ICC 组织中上调的肿瘤标志物,再通过生物信息学、Western 印迹法和免疫组化的方法缩小范围。采用 Cox 回归分析在初级训练人群中确定预后标志物,建立复发时间(TTR)预测模型。通过外部验证队列和前瞻性验证队列对该模型的预测精度加以验证。MTT、克隆形成、细胞迁移及侵袭实验用于验证对 ICC 细胞系的增殖和迁移影响。结果显示,磷酸三酯异构酶(TPI1)在 ICC 组织显著上调,*TPI1* 高表达与 ICC 高复发率显著相关。shRNA 敲除 *TPI1* 可抑制 ICC 细胞的生长、克隆形成、迁移和侵袭。由此,本研究建立了预测 ICC 复发的列线图。研究显示,该预后模型有助于预测 ICC 患者术后复发风险。

◆ Sheng X(盛霞),Ji Y,Ren GP,et al. A standardized pathological proposal for evaluating microvascular invasion of hepatocellular carcinoma: A multicenter study by LCPGC. Hepatol Int,2020,14(6):1034-1047.

为探讨在肝细胞癌(HCC)大体标本规范化取材基础上的微血管侵犯(MVI)病理分级方案的可行性与有效性,中国肝癌病理协助组(LCPGC)的 32 家单位首先对 119 例肝癌切除标本进行 3 点、7 点和 13 点的对照取材,分析不同取材方法对 MVI 检出率的影响;继而对 16 144 例手术切除的 HCC 进行 7 点基线取材和进行 MVI 三级(M0、M1 及 M2)病理分级;然后对其中 2 573 例 HCC 患者进行术后随访和生存分析。结果显示,7 点基线取材法对 MVI 的检出率明显高于 3 点取材法(47.1% *vs.* 34.5%),与 13 点取材法相比(47.1% *vs.* 51.3%)无显著差异。2 573 例肝癌患者术后生存分析显示,MVI=M0、M1 和 M2 组的术后 3 年复发率分别为 62.5%、71.6%和 86.1%($p<0.001$),术后 3 年总生存率分别为 94.1%、87.5%和 67.0%($p<0.001$)。

结论:MVI 是影响 HCC 患者预后的重要病理因素,"7 点"基线取材法是一种平衡取材样本数目和 MVI 检出率的实用和有效的方法。为此,推荐将"7 点"基线取材基础上的 MVI 分级应用于肝癌的常规病理诊断。

(丛文铭　董　辉　冼志红　俞　花)

图书在版编目(CIP)数据

医林觅微　镜显菁华:海军军医大学东方肝胆外科医院组建病理专业 40 年随笔/丛文铭等编著.
—上海:复旦大学出版社,2022.8
ISBN 978-7-309-15587-7

Ⅰ.①医…　Ⅱ.①丛…　Ⅲ.①医院-历史-上海②吴孟超-生平事迹　Ⅳ.①R199.2②K826.2

中国版本图书馆 CIP 数据核字(2021)第 057817 号

医林觅微　镜显菁华:海军军医大学东方肝胆外科医院组建病理专业 40 年随笔
丛文铭 等　编著
责任编辑/江黎涵

复旦大学出版社有限公司出版发行
上海市国权路 579 号　邮编:200433
网址:fupnet@fudanpress.com　http://www.fudanpress.com
门市零售:86-21-65102580　团体订购:86-21-65104505
出版部电话:86-21-65642845
上海四维数字图文有限公司

开本 787×1092　1/16　印张 12.5　字数 211 千
2022 年 8 月第 1 版
2022 年 8 月第 1 版第 1 次印刷

ISBN 978-7-309-15587-7/R·1861
定价:168.00 元

如有印装质量问题,请向复旦大学出版社有限公司出版部调换。